CUADERNOS DE PSICOANÁLISIS, Órgano Oficial de la Asociación Psicoanalítica Mexicana, A.C. Componente de la Asociación Psicoanalítica Internacional, julio-diciembre 2007, Volumen XL, Números 3 y 4. Editor fundador: Dr. Luis Feder Beñeraf. Editor responsable: Julia Casamadrid Pérez. Número de reserva ante la Dirección General de Derechos de Autor: 04-2002-012310323300-01. Lic. Jaime Espinoza Donaciano, bibliotecólogo (revisión bibliográfica). Número de certificado de licitud contenido: 04-2002-022017110400-102. Número de Registro de Instituciones Científicas y Tecnológicas del Consejo Nacional de Ciencia y Tecnología (CONACYT): 2001/363. Dirección de la publicación: Bosque de Caobas No.67, Bosques de las Lomas, 11700 México, D.F. Tels. (52) 55 96 00 09/(52) 55 96 74 27, e-mail: administracion@apm.org.mx. Impreso en Estados Unidos de Norteamérica.

Presidentes de la Asociación Psicoanalítica Mexicana

Dr. Ramón Parres Saenz †
Dr. Santiago Ramírez †
Dr. Avelino González Pineda †
Dr. José Remus Araico †
Dr. Francisco Namnum †
Dr. Francisco González Pineda †
Dr. Victor Manuel Aíza Banduni †
Dr. Jorge Barriguete Meléndez †
Dr. Fernando Césarman Vitis
Dr. Agustín Palacios López
Dr. Gustavo Lutteroth †
Dr. Manuel Isaías López
Dr. José Camacho Elorriaga
Dr. Marcelo Salles Manuel †
Dr. Pablo Cuevas Corona
Dr. Félix Velasco Alva
Dr. David N. López Garza
Dr. Jaime Ayala Villarreal
Dr. Eduardo Dallal y Castillo
Dr. Antonio Santamaría Fernández
Dr. Juan Vives Rocabert
Dra. Ma. Teresa Lartigue Becerra
Dra. Josefina Mendoza Ríos
Dra. Victoria Castañón Garduño
Dr. José Luis Salinas Fernández

Primera edición 2010

©ARCHITECTHUM PLUS S.C.
Díaz de León 122-2
Aguascalientes, Aguascalientes
México CP 20000
libros@architecthum.edu.mx

ISBN 978-607-9137-00-7

Contenido

El Yo y su inexistencia[1]

Mayling Mendizábal[2]

El presente trabajo es un intento de reflexionar algunos aspectos del ***yo*** freudiano. Cuando Freud empieza a hablar de la pulsión sugiere que el primer estadío por el que atraviesa es el autoerotismo, así en 1908, en ***La moral sexual "cultural" y la nerviosidad moderna"*** afirma: "Aún se nos abren nuevas perspectivas al atender al hecho de que el instinto sexual del hombre no tiene originariamente como fin la reproducción, sino determinadas formas de consecución del placer. Así se manifiesta efectivamente en la niñez individual, en la que alcanza tal consecución de placer no sólo en los órganos genitales, sino también en otros lugares del cuerpo (zonas erógenas), y puede por tanto prescindir de todo otro objeto erótico menos cómodo. Damos a esta fase el nombre de estadio de autoerotismo, y adscribimos a la educación la labor de limitarlo pues la permanencia en él del instinto sexual le haría incoercible e inaprovechable ulteriormente" (Freud, 1908, p. 1253).

En este escrito Freud no parecería necesitar del concepto de un yo para explicar las vicisitudes de la pulsión desde el autoerotismo hasta el amor objetal, pues afirma: "El desarrollo del instinto sexual pasa luego del autoerotismo al amor a un objeto, y de la autonomía de las zonas erógenas a la subordinación a las mismas, a la primacía de los genitales, puestos al servicio de la reproducción."(Freud, 1908, p. 1253).

Es hasta ***"Introducción al narcisismo"*** cuando discute la posibilidad de que exista un yo desde el momento del nacimiento y afirma: "… la hipótesis de que en el individuo no existe, desde un principio, una unidad comparable al yo, es absolutamente necesaria. El yo tiene que ser desarrollado. En cambio los instintos autoeróticos son primordiales. Para constituir el narcisismo ha

[1] Trabajo presentado en la XIX Reunión Anual Sigmund Freud realizada el 5 y 6 de mayo de 2007.

[2] Doctora en Psicología, Doctora en Ciencias Sociales -sociología política- y Psicoanalista titular de la Asociación Psicoanalítica Mexicana.

de venir a agregarse al autoerotismo algún otro elemento, un nuevo acto psíquico." (Freud, 1914, p. 2019).

Ha habido múltiples discusiones e interpretaciones de qué quiso decir Freud con esa frase; la más acertada de ellas parece interpretar que Freud se refería al hecho de que el ***Yo*** no puede ser tomado como objeto de amor desde los inicios, porque el mismo no existe, lo cual termina con las clásicas teorías sobre el narcisismo primario como un suceso presente desde el nacimiento. Con esto tampoco podemos afirmar que todo narcisismo es secundario, porque secundario quiere decir que primero estuvo en el yo, luego en el objeto y luego regresó al yo. Esto tampoco parece ser viable, ya que para ello hay que responder qué es lo que el individuo toma primero como objeto de amor, a la madre o al propio yo.

Por eso, la postura que se toma ante las añejas discusiones de qué quiso decir Freud cuando afirmó que ha de venirse a agregar "un nuevo acto psíquico" (Freud, 1914, p. 2019) es de gran relevancia. El nuevo acto psíquico que Freud perfila parece hacer referencia al amor de la madre vertido sobre el inexistente yo del bebé. Este nuevo acto psíquico vertido día tras día, segundo tras segundo, tarda un tiempo en ser percibido por el bebé, porque para que la percepción se produzca tiene que haber un ***yo*** maduro para ejecutar dicha función. Por eso no debemos confundir el sentimiento oceánico del feto, con el narcisismo, que requiere de un ***yo*** naciente que se toma a sí mismo como objeto de amor.

Esta hipótesis se ve confirmada por lo que Freud escribe en el ***Proyecto*** (Freud, 1895 [1950 p. 229]): "El organismo humano es, en un principio, incapaz de llevar a cabo esta *acción específica* (cursivas de Freud) realizándola por medio de la ***asistencia ajena*** (negritas de Freud), al llamar la atención de una persona experimentada sobre el estado en que se encuentra el niño, mediante la conducción de la descarga por la vía de la alteración interna … esta vía de descarga adquiere así la importantísima función secundaria de la comprensión [comunicación con el prójimo T], y la indefensión original del ser humano conviértese así en la fuente primordial de todas las motivaciones morales … la totalidad de este proceso representa entonces una *vivencia de satisfacción* (cursivas de Freud) que tiene las más decisivas consecuencias para el desarrollo funcional del individuo" (p. 230).

Queda así confirmado que para Freud, la denominada acción específica sí es una acción iniciada por la madre (o quien la sustituye) para satisfacer al bebé. La vivencia de satisfacción, deja desde luego una huella indeleble en el psiquismo del bebé, pues Freud mismo afirma en esta misma obra más adelante: "No tengo duda acerca de que la acción desiderativa produce en primer término algo similar a una percepción, o sea una alucinación. Si ésta lleva a la realización del acto reflejo, su consecuencia ineludible será la defraudación." (p. 230-231).

Luego entonces podemos afirmar que –en Freud- la acción de la madre produce la vivencia de satisfacción, que tiende a ser repetida alucinatoriamente por el bebé, quien tiende al desencanto una y otra vez hasta que se vuelve a repetir la vivencia de satisfacción tantas veces como sea necesario como para distinguir entre el deseo y la vivencia: *"es la inhibición por el "yo" la que facilita un criterio para la diferenciación entre la percepción y el recuerdo"* (Freud, 1895 [1950, p. 235])

Podemos suponer que esta vivencia de satisfacción conduce paulatinamente al estado oceánico del narcisismo primario, aunque desde luego surge la pregunta de si el contacto con la diaria desilusión del pecho alucinado es lo que condujo al nacimiento del yo que ahora sí puede ser catectizado plenamente. Porque esto nos lleva a plantear la paradoja de que es ***la ausencia la que crea una presencia mítica.***

En otras palabras, el psiquismo indiferenciado del bebé, pasa a tener una parte diferenciada que es aquella que se ha identificado plenamente con el pecho y que al estar diferenciada puede ahora sin embargo ser tomado por el objeto de la libido, aunque paradójicamente ese nuevo ***yo*** sea *una identificación* y sea por eso el otro y a eso deba su existencia pero su inexistencia.

Veamos cómo se lleva a cabo este proceso. Es en ***Duelo y melancolía*** (1915 [1917, p. 2095]) cuando Freud descubre la gran importancia del proceso de identificación. Ahí afirma que debido a la identificación, el ser humano es susceptible de tratarse inconscientemente a sí mismo como si fuese un objeto y acuña su célebre frase: "la sombra del objeto cayó así sobre el yo", aunque en estos momentos aún parece referirlo a procesos psicopatológicos. Porque aplicado al nacimiento del yo, surge la pregunta de si fue la sombra del pecho lo que cayó sobre un psiquismo inmaduro e hizo nacer, vía la identificación, al ***yo***.

Freud define la identificación en ***Psicología de las masas y análisis del yo*** (1920-1921 [1921, p. 2585]) en donde afirma: "la identificación es conocida en el psicoanálisis como la manifestación más temprana de un enlace afectivo a otra persona... la identificación es además, desde un principio, ambivalente, y puede concretarse tanto en una exteriorización cariñosa como en el deseo de supresión. Se comporta como una ramificación de la primera fase, la fase oral de la organización de la libido, durante la cual el sujeto se incorporaba al objeto ansiado y estimado, comiéndoselo y al hacerlo así lo destruía".

Más adelante Freud distingue entre identificación y otros mecanismos, diferenciando entre ser el sujeto o el objeto del ***yo***. En la identificación no hay objeto, sino que el objeto pasa a ser el sujeto y afirma "Por este motivo la identificación es siempre posible antes de toda elección de objeto. Y asegura: "Por este motivo lo que ya resulta mucho más difícil es construir una representación metapsicológica de esta diferencia. Todo lo que comprobamos es que la identificación aspira a conformar el propio yo análogamente al otro tomado como modelo."

Freud continúa hablando de la conformación del yo en ***El Yo y el Ello*** (1923) en donde profundiza y afirma que posiblemente todo el desarrollo del yo ha sido hecho en base a identificaciones. "Explicamos el doloroso sufrimiento de la melancolía, estableciendo la hipótesis de una reconstrucción en el yo del objeto perdido; esto es la sustitución de una carga de objeto por una identificación. Pero no llegamos a darnos cuenta de toda la importancia de este proceso, ni de lo frecuente y típico que era. Ulteriormente hemos comprendido que tal sustitución participa considerablemente en la estructuración del yo y contribuye, sobretodo, a la formación de aquello que denominamos su carácter… cuando tal objeto sexual ha de ser abandonado, surge frecuentemente en su lugar aquella modificación del yo que hemos hallado en la melancolía y descrito como una reconstrucción del objeto en el yo. Ignoramos aún las circunstancias detalladas de esta sustitución. Es muy posible que el *yo* facilite o haga posible, por medio de esta introyección –que es una especie de regresión al mecanismo de la fase oral- el abandono del objeto. O quizá constituya esta identificación la condición precisa para que el *Ello* abandone sus objetos. De todos modos es este un proceso muy frecuente en las primeras fases del desarrollo, y puede llevarnos a la concepción de que el carácter del *yo* es un ***residuo*** de las cargas de objeto abandonadas, y contiene la historia de tales elecciones de objeto… Desde otro punto de vista, observamos también que esta transmutación de una elección erótica de objeto en una modificación del *yo* es para el *yo* un medio de dominar al ello y hacer más profundas sus relaciones con él, si bien a costa de una mayor docilidad por su parte. Cuando el *yo* toma los rasgos del objeto, se ofrece, por decirlo así, como tal al ello e intenta compensarle la pérdida experimentada, diciéndole, "puedes amarme, pues soy parecido al objeto perdido" (Freud, 1923, p. 2710-11).

Más adelante en esta misma obra Freud resalta cómo la relación de objeto aparece tempranamente en la vida... "tiene su punto de partida en el seno materno" (Freud, 1923, p. 2712), o como dirá en 1938: "el niño tiende a expresar el vínculo de objeto mediante la identificación: "yo soy el objeto". El "tener" es posterior, vuelve de contra choque al "ser" tras la pérdida del objeto. "...el pecho es un pedazo mío, yo soy el pecho. Luego, sólo, Yo lo tengo, yo no lo soy..." (Freud 1938 [1941], p. 301).

Además el superyo no puede tomar a este ***yo*** como objeto de amor sin ambivalencias, por dos razones, la primera porque ese ***yo*** es el objeto amado y odiado, la segunda porque ese ***yo*** es el ***yo*** que ha anhelado transgredir la prohibición: "Pero el yo no es simplemente un residuo de las primeras elecciones de objeto del ello, sino también una enérgica formación reactiva contra las mismas. Su relación con el yo no se limita a la advertencia: "Así como el padre debes ser, sino que comprende también la prohibición: Así como el padre no debes ser: no debes hacer todo lo que él hace, pues hay algo que le está exclusivamente reservado" (Freud, 1923, p. 2713).

En síntesis, en Freud, el ***Yo*** se define más por sus servidumbres que por una esencia, porque para él, el ***Yo*** tiene una inexistencia per se, el ***yo*** es ante todo un precipitado de identificaciones que sabiendo de su inexistencia, sólo anhela fundirse en forma tan acabada con el objeto que el ello, el superyo y el objeto puedan confundirse y tomarlo como el objeto de su amor. Cuando lo logra, baja sus defensas, y goza a plenitud de la perfección de su trabajo, cuando no lo logra, entonces se define a sí mismo por sus mecanismos de defensa, sus funciones y muy especialmente sus servidumbres, pues entonces es el ***yo*** el que ama, y el que siente un vaciamiento narcisista, haciéndosele entonces imposible retornar la libido objetal para hacer gala de su meta de ser el reservorio de la libido. Uno diría entonces que el ***yo*** ama el mecanismo de la identificación porque es en virtud a este mecanismo que puede devenir en el objeto amado –el ideal-(en identificación), y entonces el ***yo*** pasa a ser objeto del amor del ideal y de sí mismo. Pero hay una parte en que el ***yo*** odia al objeto que ha amado, lo odia por haber capturado su libido, por haber necesitado de él. Es esta la parte en donde al devenir el objeto en identificación, el ***yo*** sabe inconscientemente de su inexistencia como entidad autónoma y separada, y teme su extinción. Se encuentra entonces ante el dilema de aceptar la identificación y ser el otro, o no aceptarla y amar al otro. Porque las identificaciones se van decantando, y es entonces cuando para sorpresa del ***yo***, él ya no representa un objeto de amor ni para sí mismo, ni para el ideal, menos para el Ello, voraz de novedades, pues como dijo Freud: "la novedad será siempre condición del goce" (Freud, 1919-1920 [1920], p. 2524). Esto nos hace captar en toda su intensidad aquella frase Shakespereana: *"ser o no ser"*. Una frase tan sencilla no podría ser trascendental e histórica si no trasmitiese al lector, en toda su intensidad, el dilema cotidiano al que se enfrenta el ***yo*** de la cuna a la tumba: ser, aunque no sea amado, o ser el otro y atraer el afecto. Por otra parte, para Freud, toda la vida social se ve impregnada de la tendencia natural de los seres humanos a identificarse, lo que desde luego atañe a la vida política también y es usado a favor de las campañas.

Resumen

Este trabajo analiza las vicisitudes del desarrollo del yo en la obra de Freud y las repercusiones que el origen del yo tiene para la sensación de mismidad del ser humano. Para él, el yo surge a base de identificaciones por lo que el ser humano tiende a percibir que es necesario ser como el "otro" para ser amado. Dichos orígenes van a marcar toda la obra de Freud, especialmente el surgimiento del narcisismo y la tendencia a la vida colectiva. No obstante, éste es uno de los aspectos más siniestros de su obra, hay una tendencia a omitir su discusión por las repercusiones que ello tiene para la vida amorosa y social.

Palabras clave: yo, narcisismo, vida amorosa, identificación, vida social.

Summary

This work analyzes the vicissitudes of the development of the ego in Freud's work, as well as the repercussions of the ego's roots for an individual's sense of self. According to Freud, the ego emerges from identifications, so individuals tend to perceive they need to be like the "other" in order to be loved. Such roots mark all of Freud's work, particularly the emergence of narcissism and the tendency toward collective life. This, however, is one of the most sinister aspects of his work: there is a tendency to omit its discussion due to its repercussions for romantic and social life.

Key words: ego, narcissism, romantic life, identification, social life.

Bibliografía

FREUD, S., (1895 [1950]) Proyecto de una Psicología para neurólogos. O.C. Trad. López Ballesteros, Vol. I.

FREUD, S., (1908) La moral sexual cultural y la nerviosidad moderna. O.C. Trad. López Ballesteros, Vol. II

FREUD, S., (1914) Introducción al narcisismo. O.C: Trad. López Ballesteros, Vol. II.

FREUD, S., (1915[1917]) Duelo y Melancolía. O.C. Trad. López Ballesteros, Vol. II.

FREUD, S., (1919-1920 [1920]) Más allá del principio del placer. O.C. Trad. López Ballesteros, Vol. III.

FREUD., S., (1920-1921[1921]) Psicología de las masas y análisis del yo. O.C. Trad. López Ballesteros, Vol. III.

FREUD. S., (1923) El Yo y el Ello. O.C. Trad. López Ballesteros, Vol. III.

FREUD. S., (1938[1941]) Conclusiones, Ideas y problemas. O.C. Trad. López Ballesteros, Vol. III.

Caos, complejidad y proceso psicoanalítico[1]

Félix Velasco Alva[2]

"Lo más incompresible sobre el mundo
es que sea comprensible"
Albert Einstein

En la práctica clínica de cualquier psicoanalista es frecuente tratar pacientes difíciles, aquellos que provocan una gran sensación de confusión y frustración y en quienes no sabemos de sesión a sesión qué nuevo conflicto presentarán, en ellos nuestras distintas intervenciones no parecen tener una respuesta positiva y el desorden y los cambios irregulares son los que determinan el proceso. Esto sucede tanto en tratamientos individuales, como de parejas o familias: un paciente limítrofe que constantemente rompe el encuadre, que tiene una asistencia irregular, olvidando sus citas y los pagos, y que reporta con frecuencia relaciones destructivas y conductas de riesgo, es un buen ejemplo. También una pareja ante un divorcio, donde se da una conducta errática, desordenada y donde sus miembros, además de colocar la responsabilidad única del rompimiento en el otro, plantean soluciones cambiantes y totalmente irracionales que pretenden, desde dejar en la ruina al contrario, amenazar con el suicidio si el otro se va, hasta en ocasiones considerar la posibilidad de provocar un daño físico al cónyuge que plantea la separación. Los ejemplos pueden ser innumerables y nuestros enfoques teóricos y estrategias técnicas, parecen no ofrecernos muchas alternativas de comprensión y de manejo y por el contrario en medida en que más intervenimos, más nos sentimos confundidos, podemos dar algunos calificativos diagnósticos tales como familias indiferenciadas, con pobres límites, parejas en escalada, o usar el popular término de limítrofe, aunque de manera general se suelen etiquetar como casos Intratables.

En todos ellos, los procesos terapéuticos, desafían nuestras reglas técnicas y lo que producen en el terapeuta son una gama de intensos sentimientos que

[1] Trabajo presentado en el 47° Congreso Nacional de Psicoanálisis, celebrado en Tuxtla Chiapas los días 1, 2, y 3 de noviembre de 2007.

[2] Psicoanalista titular y didáctico de la Asociación Psicoanalítica Mexicana. Psicoterapeuta familiar y de pareja de IFAC.

van desde la confusión al miedo, la frustración, dudas sobre la capacidad profesional y hasta reacciones físicas, y que muchas veces provocan intensas respuestas contratransferenciales y actuaciones de parte del terapeuta que conducen a la interrupción del tratamiento.

El presente trabajo busca nuevas alternativas de comprensión no tradicionales, para explicarnos el proceso analítico, ampliando el llamado enfoque intersubjetivo que considera este particular vínculo como un intercambio dinámico entre las experiencias subjetivas del analista y del paciente en la situación clínica, en otras palabras que son el clínico y el paciente los que co-construyen los datos clínicos de la interacción (Dunn, 1995).

Otro objetivo es explorar las aplicaciones de la teoría del caos para el entendimiento de estos cuadros difíciles, cambiantes, complejos que tienen la característica de mostrar una lógica atípica, diferente, una especie de organización psicológica desorganizada, que como lo mencionábamos en párrafos anteriores, provoca una gran incertidumbre y confusión en los terapeutas.

En los orígenes del psicoanálisis, la utilización de hipótesis propias de otras disciplinas ha sido frecuente. La física y la biología le permitieron a Freud iniciar la *metapsicología*. En el campo de la terapia familiar, el *enfoque sistémico* se nutrió en sus inicios con las contribuciones de la cibernética, el estudio de los sistemas no vivos y de la informática. Con el transcurrir del tiempo, la praxis clínica con estos modelos teóricos ha puesto a prueba la aplicación de estas importaciones para explicarnos el funcionamiento de la conducta humana y sus alternativas de tratamiento. Así es como en mi opinión ha evolucionado la psicoterapia y las disciplinas que estudian al hombre. Nuevos descubrimientos de muchas de las ciencias duras parecen impactar nuestra comprensión del fenómeno humano, la *teoría del caos, la complejidad y la autoorganización*, empiezan a formar parte de la temática de los trabajos publicados en el ámbito del psicoanálisis y de la terapia familiar de los últimos años.

En el trabajo se examinarán algunos de los conceptos básicos de estos nuevos desarrollos y se analizarán críticamente sus aplicaciones a las psicoterapias psicodinámicas.

Por brevedad de tiempo en este primer ensayo sólo me voy a referir de manera sucinta a cinco aspectos de este amplio tema, *el caos, los fractales*, el concepto de *atractor extraño, la bifurcación* y la *complejidad.*

La teoría del caos

Es difícil encontrar una definición consensual sobre lo que es el caos, es importante señalar que caos no es desorden o desorganización como se entiende popularmente, sino que caos es un orden, un comportamiento recurrente, no periódico e inestable de los sistemas dinámicos no-lineales (Ziauddin y Abrams, 2004), una fase en la evolución de un sistema dinámico. Butz y cols. (1997) describen cuatro fases: a) estabilidad, b) bifurcación, c) caos y complejidad y d) un nuevo y más complejo orden adaptativo. De lo anterior se deriva otra característica que es el *cambio* de un estado de organización a otro a lo largo del tiempo.

Un sistema caótico, no es entonces un sistema desordenado sino que tiende a un orden, una organización después de un periodo de inestabilidad. (Scharff J., Scharff, D., 2005).

Los estudios sobre el caos nacen a raíz de la aparición de un nuevo tipo de matemáticas geométricas y que ha tenido consecuencias en casi todos los terrenos de la actividad humana desde la física, astronomía, biología, química y economía; en palabras de Prigogine (1999) se trata de una nueva visión de la naturaleza que nos muestra que la inmensa mayoría de los objetos están sometidos a la inestabilidad, donde no se identifica claramente el efecto proveniente de una causa. Los organismos vivos como los seres humanos serían objetos inestables en tanto que tienden a degradarse a deteriorarse y desaparecer, como sistemas de equilibrio dinámico inestable (Restrepo, J. 2004).

La *no-linealidad* es otra característica importante de los sistemas caóticos y se refiere a la dificultad para predecir lo que va a ocurrir, a diferencia de los sistemas lineales donde se puede pronosticar lo que sucederá, expresándose con facilidad en una gráfica simple como una línea recta (Ruano, 1997).

Se puede enfatizar entonces que los sistemas *no-lineales*[1], son impredecibles y *son sensible a sus condiciones iniciales*, en donde una pequeña perturbación del estado inicial puede traducirse, -en un breve lapso de tiempo-, en un cambio importante en el estado final del mismo (Schifter, 2003). El ejemplo más conocido de dependencia a las condiciones iniciales

[1] El término de sistemas no-lineales se refiere a cambios cualitativos, no cuantitativos que pueden resultar en cambios impredecibles en un futuro, el término tiene significados discretamente diferentes dependiendo si se refieren a matemáticas, química o psicología. Masterpasqua,F.,Perna,P. (1998) The psychological meaning of chaos. Washington. U.S.A: American Psychological Association.

es el llamado efecto mariposa donde el aleteo de una mariposa en Brasil puede producir un tornado en Texas o bien el refrán popular que dice que por un clavo se perdió un imperio[2]. (Alvarado, 2005).

La película llamada El Efecto Mariposa de Bruger y Bress (2003) es también una muestra dentro del género de ciencia ficción de la sensibilidad a las condiciones iniciales. En ella, Evan, el protagonista, viaja en el tiempo y cambia un evento traumático de su infancia en relación a otros niños, modificándose toda la historia posterior de ellos. En nuestro campo podemos mencionar varios ejemplos que hablan precisamente de la impredictibilidad de la conducta humana, pensemos en el cambio en el material de una sesión, si se descompone el elevador de nuestro consultorio o si simplemente tenemos un retraso en la hora habitual de recibir a un paciente.

Curiosamente pretendemos hacer pronósticos en las supervisiones de pacientes o bien acerca de lo que podría ocurrir de una sesión a otra, es probable que en algunos casos tengamos posibilidades de intuir los aspectos generales del desarrollo de las sesiones pero si reflexionamos con cuidado, nos podremos dar cuenta que el material que presentan los pacientes en las sesiones subsecuentes está lleno de sorpresas y de cambios inesperados.

Otro aspecto característico del caos viene dado por sus *formas complejas* que dificultan su medición de donde se deriva la *Geometría fractal* que tiene ya aplicaciones en diversos campos como un nuevo modelo de geometría y que propone nuevos principios para una estética de la naturaleza (Talanquer, 2003).

La retroalimentación derivada de la cibernética[3], también se observa en los sistemas caóticos, en donde la información sobre las acciones en curso nutren a su vez al sistema, lo retroalimentan, permitiéndole perfeccionar un comportamiento orientado a un fin.

Es muy conocida su acción en la economía, como una forma de regular la oferta y la demanda de productos. Muchos sistemas biológicos funcionan mediante este mecanismo, el cuerpo humano posee distintos sistemas de control, los más complejos son los sistemas de control genético dentro de la célula, otros más son la regulación de las concentraciones de oxígeno y bióxido de carbono, la regulación de la presión arterial, la regulación de la

[2] Por un clavo se perdió la herradura. Por una herradura se perdió el caballo, por un caballo se perdió el jinete, por un jinete se perdió la batalla. Por una batalla se perdió el imperio.

[3] Se puede considerar a la cibernética como una teoría de los mecanismos de control. Forma parte de un campo de formulaciones teóricas de muy distinta naturaleza que se ocuparon de sistemas complejos y que hicieron extensivas sus exploraciones sobre las características de dichos sistemas a otras disciplinas. Reynoso, C. (2006), p. 41

temperatura corporal, o la regulación hormonal.

Mecanismo ampliamente conocido en la terapia familiar sistémica donde ha sido aplicado en la práctica clínica. Botella y Vilaregut, (2006) en un trabajo sobre el tema proporcionan varios ejemplos de familiar y pacientes individuales donde se observa el mecanismo.

La teoría del caos tiene muchas conexiones con la teoría de sistemas que según Packman (1991) evolucionó desde su aplicación inicial a las máquinas, luego a los sistemas biológicos, la *autopoiesis*[4], la autoorganización, hasta la cibernética de segundo orden[5], también lo consideran así Bütz y cols. (1997) (p. 15), quienes en un capítulo sobre la teoría del caos, aplicado a la terapia familiar señalan que la autoorganización y la teoría del caos, es el último paradigma en la terapia familiar sistémica.

Chamberlain (1998) en un libro que relaciona la teoría del caos con los fenómenos clínicos señala, que únicamente cuando hay suficiente tensión en un sistema *–el humano–* (las cursivas son mías) se puede llegar al cambio y concluye que es precisamente durante los períodos de caos, cuando las viejas estructuras o formas de resolver problemas se cambian. (p.11).

Para Mahoney y Moes (1998) la ciencia de la complejidad tienen gran relevancia para los que practican la psicoterapia ya que invita a explorar nuevas formas de conceptualizar la experiencia humana y el desarrollo psicológico y encuentra muchas relaciones entre el constructivismo en tanto que este mantiene la idea de que los sistemas vivos trabajan para establecer y mantener un proceso activo de organización.

Blackberry (1998) explica detalladamente el por qué podemos considerar al ser humano como un sistema abierto, complejo, no lineal incluyendo su funcionamiento psíquico, sistema también adaptativo que se autoorganiza en relación al medio social y físico en que se desarrolla.

En el campo del psicoanálisis parecería aventurado aplicar estos conceptos del mundo de la física y de las matemáticas al terreno de la metapsicología, sin embargo, debemos recordar que las tópicas que la conforman, son sistemas con jerarquías, y estructuras que se autoorganizan, un buen ejemplo de ello son tanto la segunda tópica económica que nos habla de energías

[4] La *autopoiesis* se puede considerar un proceso único de los sistemas vivos por medio del cual se autoorganizan en respuesta a las demandas ambientales. Estas autoorganizaciones no son representativas de una realidad externa sino son en realidad respuestas internas. Garciandía, J. (2005) *Pensar sistémico* Colombia: Pontificia Universidad Javeriana, p.84

[5] La cibernética de segundo orden es la que lleva la atención desde los sistemas observados hasta los sistemas observantes. Pakman, M. (1991) Introducción en *Las semillas de la cibernética* de Foester.H. España: Gedisa.

psicológicas sujetas a las leyes de la entropía, o bien la tópica estructural que concibe la idea de estructuras psicológicas ordenadas jerárquicamente que tiene cambios lentos. (Rapaport y Gill, 1962).

Otro buen ejemplo es el concepto de organizadores de la psique de Spitz (1977) que señala que:

> "…En períodos críticos, las corrientes del desarrollo se integrarán unas con otras en varios sectores de la personalidad, así como las funciones capacidades emergentes que resultan de los procesos de maduración. El producto de esta acción integradora es una reestructuración del sistema psíquico en un nivel de complejidad superior." (p. 97)

Moran (1991) en un artículo pionero sobre el tema, compara las características de la teoría del caos con el modelo psicoanalítico de la mente, señalando en ambos la importancia de los estados transicionales, en la teoría del caos, cuando se cambia de un estado de estabilidad al caos, en el modelo psicoanalítico cuando se cambia del dormir al despertar o el cambio entre el insight al no insight.

Para Quinodoz (1997) existen muchas similitudes entre la vida psíquica y los sistemas complejos, en tanto la gran cantidad de variables que se dan, la profusa información que recibe y la constante transformación que se da en su funcionamiento.

Scharff (2000) considera que la teoría del caos ofrece un nuevo paradigma al psicoanálisis acerca de la impredictibilidad, en eventos complejos dinámicos y que también nos proporciona un mejor entendimiento de los patrones repetitivos que se suceden en la organización psíquica y en la interacción terapéutica.

Pero es tal vez es en el campo de la teoría sobre el proceso psicoanalítico y el cambio donde más analogías se han encontrado con las ideas sobre el caos y la complejidad:

Langs (1989) señala que tanto paciente como analista son sistemas humanos que crean sistemas nuevos en la interacción, de tal forma que existen tres sistemas en la situación analítica: el paciente, el psicoanalista y la interacción.

Miller (1999) considera la relación analítica como un sistema dinámico, complejo, no-lineal e inestable que cambia constantemente, donde tanto paciente como analista organizan sus estructuras mentales para crear el proceso terapéutico. En otras palabras de acuerdo a este autor la actividad intrapsíquica del paciente se adapta a las influencias de la actividad intrapsíquica del analista y la actividad intrapsíquica del analista se adapta activamente a las influencias del paciente.

Dupont (1988) también sin hacer referencia al caos da una definición sobre el proceso analítico que habla de intercambio, de energías y de un sistema eminentemente dinámico, no lineal y complejo:

> "En el encuentro y la separación del analista y su paciente, ambos aportan energía al proceso y, en diferente medida, ambos realizan cambios en su personalidad. El encuentro de ambas personalidades, de sus fines, recursos y objetivos conscientes e inconscientes a lo largo del análisis, configura el proceso analítico en un contexto referencial espacio-temporal que es el encuadre" (p. 27)

En Latinoamérica, Sánchez Medina (2002) psicoanalista colombiano, escribió recientemente un libro titulado *Psicoanálisis y la teoría de la complejidad (una metáfora)* donde analiza las relaciones entre el psicoanálisis con la teoría de la complejidad, el pensamiento sistémico y la teoría de la información, señala que la asociación libre es una tendencia al desorden y al caos y que obra como "un atractor extraño" en donde se superponen otros atractores, retroalimentándose unos con otros (p. 122).

Cuando se refiere al concepto de cambio mental menciona lo siguiente:

> "El cambio mental implica movilidad, dinámica en los distintos sistemas y procesos psíquicos, los que pueden tener un orden y una organización a la que denominamos sistema o estructura resistencial y que tratamos de desorganizar (desordenar) con un "cambio" para producir "un nuevo orden" (equilibrio) dinámico. De tal forma nos encontramos con el pensamiento complejo de orden-equilibrio-desorden-desequilibrio" (....) p. 147

Los Fractales

Los llamados fractales se relacionan con los fenómenos caóticos y nos indican que el caos se encuentra presente en muchos sistemas (Talanquer, 2003). En un sentido literal un fractal (del latín *fractus*, irregular) es un objeto geométrico, complejo de forma irregular cuya estructura básica se repite en diferentes escalas, los fractales pueden ser generados por un proceso recursivo o iterativo capaz de producir estructuras *autosemejantes*, es decir tienen la propiedad de que una pequeña sección de un fractal puede ser vista como una réplica a menor escala de todo el fractal, el objeto tiene el mismo aspecto al ser examinado de lejos o de cerca pero no son iguales, un ejemplo muy conocido es un copo de nieve. Otra característica importante es la de tener una *dimensión fraccionaria* que se refiere a que los fragmentos creados son siempre semejantes al conjunto total.

Se pueden apreciar fractales en la distribución de las estrellas en la galaxia, en las irregularidades de una costa, en los árboles o las ramificaciones de las hojas o bien una marca fractal nos puede señalar la distribución de los epicentros de un temblor, incluso en las fluctuaciones de precios de un mercado.

También en el arte podemos tener distintas expresiones de los fractales como ocurre con el cuadro de Dali titulado "El rostro de la Guerra"[6] en donde los ojos y la boca contienen a su vez una cara también con ojos o bien en muchos de los cuadros de Escher que repite figuras de animales u objetos similares hasta el infinito (Castellar 2000).

De la misma forma en la literatura encontramos ejemplos de fractales como en algunas de las novelas de Borges[7] como en la "Biblioteca de Babel" o en "El jardín de senderos que se bifurcan" en donde las repeticiones fractales, la no-linealidad de sus personajes y los atractores extraños forman parte de la trama de estas obras (Pineda, 2000).

Con reglas de la geometría fractal se crean, reproducen y trasmiten imágenes por Internet.

En el organismo humano se pueden observar en la distribución del sistema nervioso, en el árbol respiratorio y arterial y en los intestinos, debido a su estructura se puede amplificar la superficie funcional de un órgano, sin requerir mucho espacio como en los alvéolos pulmonares, aún más debido a su repetición, son muy resistentes a los daños.

Para Bütz y cols. (1997 p. 105), el contenido de la conversación puede tener dimensiones fractales ya que sus temas básicos se pueden repetir e iterar

En el ámbito de la psicoterapia los fractales pueden servir como modelo para explicar el funcionamiento de los casos resistentes al tratamiento como

[6] En link de internet http://exposicionvirtual.iespana.es/castellano/matematicas/fractales.pdf Aparece un buen comentario sobre los fractales , considerando este cuadro pintado en 1941 por Dali como un buen exponente de lo que son los fractales, en el se observa que los ojos y la boca contienen una cara, cuyos ojos y boca, contienen a su vez, una cara cuyos ojos y boca contienen una cara y es considerado un ejemplo de un fractal en el arte.

[7] Un buen estudio en relación al tema es el de Antonio Pineda Cachero titulado: Literatura, comunicación y caos: Una lectura de Jorge Luis Borges aparecido en Internet.

sucede en las llamadas familias indiferenciadas y con pocos límites que se encuentran frecuentemente en crisis y que tienen pronósticos pobres. Y donde se encuentran entrampados en la repetición constante y fracasada de resolver problemas.

La dimensión fractal en una interacción de la familia o de una pareja se puede observar en la conversación caótica de estas familias, es decir son sesiones que tienen el mismo tópico que se repite y persevera, donde no hay progreso, o variedad como si cada sesión fuera una "fotocopia fractal", esto independientemente de que levanten la voz, se desorganicen o aparenten mejoría, siempre serán variaciones sobre el mismo tema, es efectivamente la compulsión a la repetición, pero con pequeños cambios, en cada nueva situación.

Generalmente este tipo de familias con estos contenidos repetitivos y que no muestran cambios lo que producen contratransferencialmente es una intensa sensación de aburrimiento. Recordemos por un momento la conversación de muchas parejas en crisis que se encuentran en la encrucijada de terminar una relación sin poder hacerlo.

Las familias, las parejas y los individuos funcionan, como cualquier sistema biológico saludable y se mueven frecuentemente hacia el caos y salen de él siguiendo precisamente patrones fractales con repeticiones de conducta similares, pero no iguales que finalmente dan lugar a nuevas organizaciones más complejas para adaptarse a nuevas circunstancias.

Con estas ideas podemos concebir a la transferencia como un fractal de la relación de objeto internalizada que a su vez es un fractal de los patrones transgeneracionales de relación de los ancestros (Scharff y Scharff, 2005 p. 85)

Si bien podemos señalar la repetición como una característica esencial de los fenómenos transferenciales, -como una reedición según nos decía Freud,- se trata de una reedición *corregida y aumentada* que nunca es igual, como un fractal que es parecido pero no es el mismo. La misma estructura de la hora analítica (ibid, p. 86) o las manifestaciones del carácter tienen también aspectos fractales pues aunque se repiten y repiten siempre tienen pequeñas variaciones. La repetición fractal abre así nuevas posibilidades de estudiar la organización de los fenómenos psicológicos.

Los atractores extraños

Otra idea fundamental en el caos es el concepto de atractor, que en física, es un patrón de conducta en un *espacio de fases*[8] hacia el cual los sistemas dinámicos tienden a converger como pueden ser los movimientos de una pelota que rueda en un cuenco hasta que finalmente se estabiliza en el fondo como si éste lo atrajera o bien lo que ocurre con el péndulo de un reloj. Como si fueran imanes que atraen hacia diferentes objetos. El espacio de fases se puede considerar como un holograma que representa los movimientos o patrones del atractor.

El equivalente cultural de los atractores pueden ser los líderes, los estados y lo que puede marcar una identidad como una religión o una determinada profesión (Ziauddin y Abram, 2004, p.45)

Pero existen otro tipo de atractores que se denomina *extraños* que determinan una cantidad infinita de curvas, superficies o variedades como un fractal y que indican un comportamiento que no se puede predecir a largo plazo (Sametband, 1999).

Lo extraño de estos atractores es primero su aspecto, ya que son objetos multidimensionales, pero que además son muy sensibles a las condiciones iniciales. Un atractor extraño se puede concebir como un estado particular hacia el cual un sistema dinámico es atraído, parte de la extrañeza de este tipo de atractores es que combinan dos efectos contradictorios. Otra característica importante es que aunque existen en un espacio de dimensión infinita (espacio de fase) sólo tienen dimensión *finita*.

El atractor extraño más famosos es el de Lorenz que debe su nombre a su descubridor y al que se le asocia con la idea del *efecto mariposa* (Fontana, 1996). El espacio de fases de un atractor extraño es como un mapa tridimensional que pone de manifiesto los patrones cíclicos del sistema y en donde las ondas son como réplicas de la onda anterior pero sin ser iguales.

Los atractores extraños se han utilizado para examinar algunos fenómenos humanos que incluyen los cambios en los estados mentales de los pacientes

[8] Espacio de fases: Define en matemáticas un grupo de datos que determinan ciertos límites. En la teoría del caos el espacio de fases es el territorio en el cual el atractor extraño se grafica. La naturaleza caótica de los fenómenos, va formando un mapa de datos que pone de manifiesto los ciclos periódicos del caos. (Bütz, M.; Chamberlain, L; Mc Cown, W. (1997) Warning, objects behind the mirror may be more complex than they appear. *Atracctors, Chaos, Complexity and the Art of Family Therapy.* U.S.A: John Willey & Son, Inc. 3-20. En otro significado un espacio de fases es como un holograma que representa los patrones del atractor extraño, donde las asas del atractor son como réplicas del asa anterior pero no son iguales.

durante la psicoterapia, las fluctuaciones diarias de los estados de ánimo, la dinámica de la personalidad y los procesos terapéuticos.

Cuando dos individuos forman una pareja, los patrones de sus personalidades, basados en sus historias y en la trasmisión transgeneracional se conducen como atractores extraños que interactúan y ejercen una fuerza sobre el otro, hasta que se forma un nuevo atractor: el de la pareja.

Los analistas funcionamos como atractores extraños que usamos nuestra propia organización objetal para crear nuevos atractores con una mejor capacidad y adaptación.

Si consideramos los rasgos de personalidad como expresiones de las relaciones de objeto internalizadas, que se van trasmitiendo de generación a generación y a lo largo del desarrollo, podemos observar la naturaleza fractal de estas repeticiones, ya que los rasgos de personalidad se ponen de manifiesto en cada nueva experiencia relacional significativa, manifestación que es similar pero no es igual.

Un objeto amoroso, o una relación terapéutica, pueden actuar como atractores extraños que desestabilizan al sistema y producen un nuevo modelo de organización psicológica.

El analista en tanto receptor de las identificaciones proyectivas del paciente y de la neurosis transferencial se convierte entonces en el atractor extraño que es capaz de organizar la conducta del paciente y producir el cambio.

Como sabemos inicialmente la disolución de las resistencias (incluyendo la transferencia) desorganiza la estructura psíquica del paciente para desde ahí buscar un nuevo modelo de organización.

La bifurcación

Es otro término que tiene que ver con la autoorganización y se entiende como cualquier cambio cualitativo de un atractor a otro en el espacio de fases, como ocurre cuando se hierve el agua y se da una transición hacia un flujo más turbulento. Cuando se rompe el flujo de una corriente por un obstáculo, ésta toma dos caminos divergentes y se vuelve a bifurcar en 4, 6, 8 y 16 partes como en cascada hasta que se fragmenta y viene el caos.

Por ejemplo el agua tiene tres estados estables: uno sólido, otro líquido y otro en vapor. Cualquier sistema permanece en una forma estable hasta que es atacado por influencias internas (dentro del mismo sistema) o externas por el medio ambiente. El punto en el cual la influencia desestabiliza el sistema se denomina *punto de bifurcación* (Miller, 1999). Cuando un sistema se bifurca la forma estable previa se disuelve y un nuevo orden empieza a desarrollarse.

Prigogine (1999) ganó el premio Nobel de química en 1977 al investigar precisamente sobre la autoorganización y señalar cinco fases para llegar a este estado: 1° un estado estable, 2° la bifurcación, que ocurre cuando un agente externo tiene una fuerte influencia en el sistema, 3° la bifurcación en cascada, 4° el caos y 5° la autoorganización. Estas fases se dan para lograr un sistema más adaptado y más complejo que de como resultado una nueva estabilidad.

Presentaré ahora una breve ejemplo clínico que puede ilustrar algunos aspectos de lo que acabo de mencionar.

Viñeta

> P. es un paciente de 53 años que consulta por tener temores obsesivos de tener un padecimiento venéreo, después de que asistió a un *table-dance* y fue acariciado en los genitales por una mujer. Desde entonces los pensamientos acerca de haber sido contagiado, han sido recurrentes y permanentes, con gran ansiedad e insomnio, incluso después de haber asistido a consulta con el urólogo en dos ocasiones, quien descartó cualquier enfermedad. A pesar de ello, en forma repetitiva ha investigado en internet y continúa pensando que pudiera haber contraído VIH o bien sífilis, tomando cualquier información para fundamentar su creencia. Se reprocha constantemente, se siente indigno, "sucio" y ha dejado de tener vida sexual con su mujer por el temor de contagiarla, a pesar de que ella las solicita.
>
> Históricamente le ha sido difícil conectarse con los logros profesionales que ha alcanzado a raíz de un tratamiento psicoanalítico que tuvo hace varios años. Su personalidad se ha caracterizado por una gran rigidez, y pesimismo ante diferentes situaciones de su vida, donde choca frecuentemente con sus jefes y con figuras de autoridad, esperando represalias.
>
> Unos meses después de este suceso, ha estado relatando que sus padres fueron muy enérgicos con él y que frecuentemente lo castigaban físicamente, calificándolo de incorregible y malvado, señalándole que "terminaría mal". Cuando tenía veinte años acompañando a su tío, hermano de su madre, sufrieron un asalto en el que éste murió, culpándose el paciente de no haberlo defendido, este acontecimiento fue silenciado por toda la familia, aunque internamente él continuó con reproches y sentimientos de culpa, su madre por otro lado, quien ya padecía una depresión permanente, incrementó sus síntomas y prácticamente nunca se pudo recuperar.

> En una sesión, mi intervención de que estaba castigando a su esposa como él fue castigado de niño, lo impactó profundamente y lo conectó con el evento traumático donde murió su tío, también recordó las frecuentes palizas que le daba su padre por su rebeldía escolar y por darle preocupaciones a su madre. A raíz de esta sesión mejoró notablemente, ya que disminuyó la ansiedad y los pensamientos obsesivos y empezó a traer más recuerdos de su infancia.

En esta breve viñeta podemos considerar toda la línea de la culpa y la necesidad de castigo como un *atractor extraño* en el cual se ha dado una organización particular de experiencias que han sido guardadas inconscientemente y que emergen ante un desencadenante actual. Las características del encuadre, y mi presencia neutral impiden la repetición transferencial en que ha buscado ser castigado en distintas situaciones de su vida, la necesidad de castigo, es como una *repetición fractal* que inconscientemente se ha expresado en diferentes circunstancias de su vida y que se activa con las figuras de autoridad, repeticiones que son similares, pero no iguales.

La interpretación acerca del castigo se puede concebir como otro *atractor extraño* que produce un cambio y que puede presagiar un nuevo nivel de organización.

Algo sobre la complejidad.-

La complejidad estudia los sistemas en el límite del caos. Un sistema complejo es aquel que tiene muchas variables independientes que interactúan entre sí de muchas formas. Estos sistemas complejos, tienen la capacidad de equilibrar el orden y el caos. Este punto de equilibrio llamado el límite del caos es donde un sistema está entre la disolución y la estabilidad y tiene varias propiedades:

Una de ellas es la *autoorganización* que ocurre de forma espontánea, como puede ser una parvada de aves migratorias que se ajustan y adaptan a sus vecinos y se organizan en una determinada formación. Otra característica es su *naturaleza adaptativa*: los sistemas complejos no son pasivos, reaccionan activamente para transformar en una ventaja cualquier cosa que suceda. Las especies se adaptan a los cambios del entorno, el cerebro organiza y reorganiza constantemente sus miles de millones de conexiones neuronales para aprender de la experiencia.

Como hemos visto esto mismo ocurre cuando aplicamos las ideas de la complejidad, en lo que sería la hipótesis del cambio terapéutico, desorden-caos-autoorganización y nuevos cambios.

La mayor contribución de las ideas sobre la complejidad ha sido demostrar que no todo termina con la segunda ley de la termodinámica, sino que después del caos hay un proceso de autooganización.

El constructivismo tiene una gran relación con los conceptos del pensamiento complejo ya que mantiene la idea de que los sistemas vivos trabajan para establecer, mantener y elaborar patrones en un proceso de autoorganización (Mahoney, 1998) lo que en mi opinión sucede en el proceso psicoanalítico.

Morin (2007) en su excelente libro *Introducción al Pensamiento Complejo* nos invita al desarrollo de una epistemología de la complejidad que pueda resultar conveniente al conocimiento del hombre (p.39) una disciplina que le de la bienvenida al estudio con nuevos métodos para explorar precisamente lo inexplicable, lo ambiguo, el desorden y la incertidumbre, lo que establece un nuevo principio de comprensión de la conducta humana ya que en todo el mundo la naturaleza se organiza y de desorganiza, se ordena y se desordena, se integra desintegrándose (Garciandia, 2005).

Se puede decir que la diada compuesta por el paciente y el analista es un sistema complejo que está en una constante desorganización y nuevas autoorganizaciones. En suma se puede decir que la complejidad explora nuevas formas de conceptualizar la experiencia humana y el desarrollo (Mahoney, 1998).

Conclusiones.-

Como hemos revisado brevemente, la teoría del caos y la complejidad aplicada al campo psicoanalítico, representa una nueva epistemología que nos explica de forma diferente el funcionamiento de la psique, concebida como un *sistema dinámico complejo*.

Una epistemología donde la ciencia clásica determinista de la física y las matemáticas y el antideterminismo de las ciencias humanas se pueden dar la mano (Pineda 2000 p.17)

Estamos conscientes de las dificultades que tenemos los que nos dedicamos a las ciencias de la conducta para entender las formulaciones y las ecuaciones de la física o de las matemáticas, dificultades que vienen casi desde nuestra elección vocacional y tal vez el problema que enfrentamos de inicio, es el quitar los prejuicios tradicionales para acercarnos a estas nuevas disciplinas que históricamente parecen haber estado divorciadas de las ciencias humanas.

Creo que empieza una nueva época en la evolución de las psicoterapias y del psicoanálisis, que tiene que ver ahora con la aplicación en la clínica de nuevos esquemas teóricos, muchos de ellos que han roto con las concepciones tradicionales de la visión mecanicista del siglo XVIII que pugnaba por la exactitud y la razón.

En mi forma de pensar, la aplicación de estas ideas al campo psicoanalítico nos ayudan a tener una mayor aceptación de la complejidad de la vida psíquica y del proceso terapéutico, donde paciente y analista constituyen un sistema interaccional que funciona bajo las leyes del caos, sistema no lineal y no determinista, Recordemos la metáfora Freudiana del inicio de las sesiones como un juego del ajedrez en donde la diversidad de movimientos después de la apertura son infinitos (Freud, 1913).

Sistema interaccional complejo que muchas veces es precursor de un orden adaptativo más alto como ocurre precisamente con el funcionamiento del inconsciente.

Finalmente pienso que debemos recuperar la idea de que la confusión y la incertidumbre en nuestro quehacer clínico son una parte fundamental del proceso psicoanalítico, principio que nos invita a la indagación constante, en donde el preguntar y preguntarnos se convierte no sólo en una actividad técnica central, sino también en un eje rector del insight.

Así como Niels Börhr decía que si no se está confundido ante la mecánica cuántica entonces no se le ha entendido, (Perna, P. 1998) lo mismo podríamos decir de nuestra disciplina "si no estamos confundidos ante la dinámica de un paciente entonces no hemos entendido lo que es el psicoanálisis".

Resumen

Considerando que existen muchas similitudes entre la teoría de los sistemas y el psicoanálisis, particularmente en los llamados enfoques constructivista e intersubjetivo, el trabajo aborda los temas de la teoría del caos y la complejidad, que en opinión del autor son los últimos eslabones de una cadena evolutiva que va desde la teoría clásica de los sistemas y la cibernética hasta la autoorganización y la teoría del caos.

El estudio de los sistemas caóticos, la aproximación al pensamiento complejo, la incertidumbre, los fractales y el concepto de atractores extraños, son temas que aparecen recientemente en la literatura psicoanalítica.

En el escrito se examinan las ideas de diferentes psicoanalistas que conciben el funcionamiento de la vida psíquica como un sistema caótico, no lineal e impredecible, que se autoorganiza después de un período de inestabilidad.

Finalmente mediante una viñeta se ejemplifican algunos aspectos de las aplicaciones de la teoría del caos a un caso clínico.

Palabras clave: *caos, fractal, atractor extraño, complejidad, autoorganización.*

Summary

Considering that there are many similarities between the systems theories and psychoanalysis, particularly between those so-called constructivist and intersubjective approaches, the paper takes up the themes of the chaos theory and the complexity, which in the author's opinion, are the last links of an evolution chain that goes from the classic theory of systems and cybernetics all the way to self-organization and the chaos theory.

The study of the chaotic systems, the approach to complex thinking, uncertainty, the fractals and the concept of strange attractors, are the themes that have recently appeared in the literature of psychoanalysis.

In the paper, the ideas of different psychoanalysts that conceive the function of the psychic life as a chaotic system, not linear and unpredictable, and that is self-organized after a period of instability, are examined.

Finally, by means of a clinic case some examples are given on certain aspects of the practical applications of the chaos theory.

Key words: chaos, fractal, strange attractor, complexity, self-organization.

Bibliografía

ALVARADO. J. (2005). La estética del caos. Artículo en línea en *Nueva Acrópolis* http://www.acropolis.org/articles/articles-read.aspx?ID34&lang=esp (consultado el día 5 de julio de 2009)

BOTELLA, L., VILAREGUT, A. (2006). La perspectiva sistémica en terapia familiar: Conceptos básicos, investigación, evolución. *Facultat de psicología i Ciències de l'Educació* Blanquerna Universitat Ramon Llull, pp.1-122. En http://jmonzo.net/blogeps/terapiafamiliarsistemica.pdf. (Artículo consultado el 7 de mayo de 2007).

BLACKBERRY, R. (1998). Theorical application. En *Application of chaos theory to psychological models*. U.S.A.: Performance strategies publications, pp. 63-70

BÜTZ, M., CHAMBERLAIN, L., MC COWN,W. (1997). Warning, objects behind the mirror may be more complex than they appear. En *Atracctors, Chaos, Complexity and the Art of Family Therapy*. U.S.A: John Willey& Son,Inc, pp. 3-20

CASTELLAR,V.(2000). Área fractal, Escher y el infinito. En http://www.arrakis.es/~sysifus/escher.html. (Consultado el 15 de agosto de 2007)

CHAMBERLAIN, L., BÚTZ, M. (1998). An introduction to chaos and nonlinear dynamics. En *Clinical Chaos*. USA: Brunner/ Mazel,pp 3-13

DUNN, J. (1995). Intersubjectivity In Psychoanalysis: A Critical Review. *Int. J. Psycho-Anal*., 76:723-738

DUPONT, M. (1988). Notas sobre la memoria y el tiempo en el proceso analítico y el desarrollo psíquico. En *La práctica del psicoanálisis* México:Pax, p. 27

FREUD, S. (1913) Sobre la iniciación del tratamiento. *Obras completas*. Argentina: Amorrortu, p. 125

FONTANA, M. (1996) Efecto Mariposa. En Casi nada. Revista electrónica número 7 http://solotxt.brinkster.net/csn/07marip.htm. (Consultada el 18 de noviembre de 2005)

GARCIANDIA, J. (2005) El pensar complejo. En *Pensar sistémico, una introducción*. Bogota: Editorial pontificia. Universidad Javeriana, pp. 144-172

QUINODOZ, J. (1997). Transitions In Psychic Structures In The Light Of Deterministic Chaos. *Int. J. Psycho-Anal*., 78:699-718.

LANGS, R. (1989) A system theory for psychoanalysis. *Contemporary Psychoanalysis*, 25: 371-392.

MASTERPASQUA, F., PERNA, P. (1998) Introduction. En *The psychological meaning of chaos*. U.S.A.: American psychological association. 2a edición, pp. 1-19

MAHONEY, M., MOES, A (1998) Complexity and psychotherapy: promising dialogues and practical inssue. En *The psychological meaning of chaos*, Masterpasqua, F., Perna, P. U.S.A.: American psychological association. 2a edición pp- 177-198

MILLER, M.L. (1999). Chaos, Complexity, and Psychoanalysis. *Psychoanal. Psychol*., 16:355-379.

MORAN, M. (1991) Chaos theory and psychoanalysis, the fluidic nature of the mind. *Inter. J.Psychoanal*., 18: 211-221

MORIN, E. (2007) El diseño y el designio complejos. *Introducción al pensamiento complejo*. España:Gedisa, pp. 37-84

PACKMAN, M. (1991) Introducción. En: *Heinz Von Foester, Las semillas de la cibernética*. España:Gedisa, pp. 15-32

PERNA, P. (1998) Regresson as evolutionary process: a view Fromm dialectic and chaos theory. En *The psychological meaning of chaos*, Masterpasqua, F., Perna, P. U.S.A.: American psychological association. 2a edición pp.97-116

PINEDA, A. (2000) Literatura, Comunicación y Caos: una Lectura de Jorge Luis Borges (1ª Parte). Ttc. Revista Internacional Digital del Grupo de Investigación en Teoría y Tecnología de la Comunicación. En: http://www.cica.es/aliens/gittcus/700pineda.html. (Consultada 9 de julio de 2007).

PRIGOGINE, I. (1999) Prólogo: *Las leyes del caos*. Barcelona: Crítica, pp. 7-10.

RAPAPORT, D.; GILL, M (1962) Sobre la metapsicología en *Aportaciones a la teoría y la técnica psicoanalítica*. México D. F.: Pax México, Librería Carlos Cesarman, S.A. Asociación Psicoanalítica Mexicana, pp. 239-259

RESTREPO, J. (2004) Caos, complejidad y cirugía. Revista Colombiana de Cirugía. En:http://www.encolombia.com/medicina/cirugia/cirugia15300_teorias.htm. (Consultada el 8 de junio de 2007)

REYNOSO, C (2006) Cibernética. *Complejidad y caos* Buenos Aires: Colección Complejidad Humana, pp. 41-48.RUANO, J. (1997) La predicción y la teoría del caos. [en línea] La revista de Aedemo http:// www.aedemo.es/septiembre97/privado/caos/html (consultado en 14 de julio de 2007)

SAMETBAND, M. (1999) El comportamiento de los sistemas con gran número de componentes. *Entre el orden y el caos, la complejidad*. Argentina: Fondo de cultura económica, 2ª edición, pp- 94-112

SPITZ, R.(1977) La plasticidad de la psique infantil: *El primer año de vida del niño*. México: Fondo de cultura económica 1ª edición, pp. 90-99

SCHARFF, D. (2000) Fairbairn and the self as organized system: chaos as a new paradigm. *Canadian journal of psychoanalysis*, 8: 181-195

SCHARFF, J., SCHARFF, D. (2005) Chaos theory. *The primer of objetc relations*. U.S.A.: Jason Aronson 2a edición, 79-92

SCHIFTER, I. (2003) Los mitos del caos. *La ciencia del caos*. México: Fondo de cultura económica. 3ª edición, pp. 13-56

TALANQUER, V (2003) Para empezar *Fractus, fracta, fractal, fractales de laberintos y espejos*. México: Fondo de cultura económica. Tercera edición, pp. 9-28

ZIAUDDIN, S.; ABRAMS, I. (2004) *Caos para todos*. España:Paidós

La Trasferencia como "Fort-Da"[1]

Dra. Alexis Schreck S.[2]

El controversial concepto de la pulsión de muerte es descubierto en la obra freudiana en función de una reconsideración directa de los fenómenos de repetición, específicamente en torno a la compulsión de repetición y su expresión dogmática en la trasferencia, los sueños repetitivos de los enfermos de neurosis traumática y el juego del "*Fort - Da.*" Estos fenómenos clínicos escaparon al poder explicativo de las teorizaciones anteriores, y ameritaron que en 1920 Freud escribiera la obra que representa la gran refundición del freudismo: "Más allá del principio de placer." Dicho texto pone de manifiesto la honda reflexión que Freud hace sobre el principio de placer y la naturaleza humana, y en él se cuestiona si existe algo más allá (o más acá) del principio de placer. Desde este trabajo, la compulsión de repetición se presenta ahora de manera independiente al principio de placer y aparece como algo distinto a la repetición que adviene como mero efecto del retorno de lo reprimido.

A partir de este escrito, tendremos un encuentro diferente con la teoría de la trasferencia, pues en una primera etapa (1912 y 1914) Freud la explicó como corolario de la compulsión de repetición, e inseparable de la resistencia en la clínica psicoanalítica. La trasferencia había quedado así por entero subordinada al principio de placer, y su expresión era claramente el resultado del retorno de lo reprimido que se perpetraba debido al fracaso del principio de placer. En aquel primer momento de teorización sobre la trasferencia, ésta quedó colocada en el orden del *vínculo* infantil con el objeto de amor, tal como lo fuera planteado en "Tres ensayos" (Freud, 1905/1985), siendo efecto de la elección y la identificación con el objeto y no de la investidura sobre un objeto indiferente, como lo devino más adelante en "El yo y el ello" (1923/1985, pp. 45 y 46). En 1912 y 1914 Freud nos dice que lo que se repite

[1] Doctora en psicoterapia y analista en formación de APM.

[2] Trabajo presentado en el XLVI Congreso Nacional de Psicoanálisis; "Freud y lo Transgeneracional." Veracruz, Veracruz, diciembre 2006.

en trasferencia son todas las vivencias dolorosas que generó el paso por el Complejo de Edipo, y que retornan para *re pedir*, para libidinizar y significar una demanda de amor sobre la figura del analista.

Desde esta noción, el analista trabaja con las mociones pulsionales vinculadas a los objetos amorosos de la primera infancia que se ven actualizados sobre su propia figura. Desenmaraña el entramaje que se escenifica en el consultorio, bajo las condiciones de la resistencia, y puede así reconducir al paciente al recuerdo de su pasado, y generar una resignificación en la representatividad de lo inconciente. Incuestionablemente, en 1914 Freud deja cabalmente claro que la compulsión de repetición es el fundamento de la trasferencia y aparece como consecuencia del retorno de lo reprimido, como aquello que desde lo reprimido inconsciente se abre paso al ser manifiesto. Esto dio un tremendo giro en 1920.

En "Más allá del principio de placer" Freud relata el caso de su nieto Ernst de 18 meses de edad que no llora cuando su madre lo abandona, sino que juega a hacer aparecer y desaparecer un carretel diciendo *"Fort"* (se fue) y *"Da"* (acá está). Ernst disfrutaba haciendo desaparecer diferentes juguetes al lanzarlos fuera de su vista. Con el carretel que estaba atado a un piolín podía también hacerlo reaparecer a su antojo al tirar de él. Aunque ambas actividades le generaban placer, la segunda parte, en la que hacía reaparecer el carretel, era la que aportaba la mayor cantidad de placer; el reencuentro con el objeto.

No nos queda duda que la escenificación del *"Fort-Da"* implicaba un logro cultural para el pequeño Ernst: la renuncia a la satisfacción pulsional al admitir la partida materna. Sin embargo, Ernst dominaba el displacer del abandono mediante la "repetición lúdica", la recreación de la pérdida de la madre, y es precisamente esta reproducción dolorosa lo que parece quedar fuera de las tendencias que dicta el principio de placer. Sin embargo, Freud presenta tres posibilidades de interpretación que se imbrican:

En la primera, Freud alega que el displacer de la pérdida era condición previa al placer del reencuentro, lo cual sería el principal propósito del juego. Esto es del orden del *vínculo* con el objeto (pérdida-encuentro-reencuentro). Mas entonces se pregunta ¿qué pasa en la mayoría de las veces cuando Ernst sólo juega a hacer desaparecer sus juguetes, sin la posibilidad de la reaparición?

En la segunda interpretación que Freud nos ofrece, Ernst pretende dejar de ser el que vive el dolor pasivamente para realizar la operación activamente en la repetición lúdica, a pesar de que genere displacer. Este afán se podría atribuir a una pulsión de apoderamiento, independiente del placer que genere o no el recuerdo de tal evento. Este orden pulsional implica la identificación con el objeto activo, a pesar del efecto displacentero.

En tercer lugar, el arrojar el objeto es la escenificación de la venganza hacia la madre por su abandono, impulso que no puede ser actuado con la madre y debe ser sofocado. Esto es del orden del sadismo.

Planteado lo anterior Freud se pregunta:

¿Puede el esfuerzo *{Drang}* [*sic*] de procesar psíquicamente algo impresionante, de apoderarse enteramente de eso, exteriorizarse de manera primaria e independientemente del principio de placer? Como quiera que sea, si en el caso examinado repitió en el juego una impresión desagradable, ello se debió únicamente a que la repetición iba conectada a una ganancia de placer de otra índole, pero directa (Freud, 1920/1985, p. 16).

Freud indica dos fuentes de displacer, la primera siendo la demora impuesta por el principio de realidad y la segunda es aquella generada por los restos pulsionales no ligados que buscan vías alternas de satisfacción en un tiempo en que es vivido por el yo como displacer. Es menester aclarar que existen muchos más casos en los que se dan vivencias de displacer, pero que éstas no contradicen el principio de placer pues es un placer de percepción y, parafraseando a Freud, todo displacer neurótico es un placer que no puede ser sentido como tal (Freud, 1920/1985, pp. 10-11).

Así, Freud explica que existen ciertos actos displacenteros que finalmente logran ser elaborados para desembocar en un final placentero. El yo es displacer en sí, por su tendencia a la demora, sin embargo la repetición y rememoración de ciertos afectos displacenteros pueden traer consigo su integración y ligadura, en la línea del principio de placer. No obstante, Freud introduce ciertas tendencias independientes del principio de placer, originarias, y que se encuentran más allá de cualquier posibilidad de ligadura e integración.

Así resulta que no todo juego infantil permite integrar representaciones nuevas al psiquismo, como lo había planteado hasta entonces. Si el dominio del principio de placer prevaleciera no existirían estos fenómenos que se sustraen por completo de la posibilidad de satisfacción. Es por lo anterior, y por el asunto de la trasferencia y los sueños repetitivos de angustia, que Freud se plantea la posibilidad de un *más allá* del principio de placer, y así reformula el concepto de compulsión de repetición, enclavando el asunto de la pulsión de muerte.

La pulsión de muerte aparece en la obra freudiana como la tendencia del aparato psíquico hacia el desgaste energético, hacia la energía *no* ligada a ninguna huella mnémica o representación psíquica. Representa la expresión más radical del principio de placer, pues mientras éste tiende únicamente a la reducción de toda tensión al nivel mínimo posible (principio de constancia), la pulsión de muerte tiende a bajar la tensión a cero (principio de Nirvana). De esta forma, el efecto regrediente de la pulsión de muerte no permite que haya ligadura de la energía psíquica, impidiendo que se dé la representatividad de lo inconciente.

Así aparece la compulsión de repetición como un fenómeno más originario, más elemental, más pulsional que el principio de placer que ella destrona (Freud, 1920/1985, p. 23). Es evidente ya la escisión teórica entre el retorno de lo reprimido y la repetición compulsiva y displacentera del fracaso infantil en la trasferencia. El retorno de lo reprimido puede explicar el síntoma neurótico, el sueño, el *lapsus,* y algunos aspectos trasferenciales, pero existe algo que está más allá, o más acá, del principio de placer y que tuvo que haber sido sustraído del efecto de la represión. Pero este texto aún nos tiene que contestar una pregunta: ¿Cómo queda algo internalizado en el aparato psíquico sin haber sido reprimido? ¿Qué experiencia traumática no cae bajo la égida de la represión? Pareciese que este "algo" no tiene una representación en lo inconciente, sino que es puro acopio de energía, es aquello que no puede ser puesto en palabras, y se sustrae del recuerdo y de su verbalización. Es por esto que la compulsión de repetición escapa al principio de placer, porque para que este último exista es indispensable la acción de la represión.

Lo anterior viene engarzado a su segunda concepción del trauma, en la que éste se presenta cuando un estímulo de gran magnitud afecta al psiquismo ante una carencia del apronte angustiado que posibilite el despliegue del proceso defensivo del aparato psíquico. En este momento traumático el principio de placer queda sin efecto, pues no hay demora ni ligadura, por lo que será menester "dominar el estímulo, ligar psíquicamente los volúmenes de estímulo que penetraron violentamente a fin de conducirlos, después, a su tramitación" (Freud, 1920/1985, p. 29). De esta manera lo traumático queda del lado de lo inesperado, e implica la imposibilidad del psiquismo para ligar la energía mediante la investidura representacional, por lo que se genera su repetición incesante.

Cito a Gilles Deleuze:

> En todos los casos, *lo que* [*sic*] repite no repite más que a fuerza de no "comprender", de no recordarse, de no saber o de no tener conciencia. En todo lugar es la insuficiencia del concepto y de sus concomitantes representativos lo que se supone que da cuenta de la repetición (Deleuze, 1969/1995, p. 81).

El juego del "*Fort –Da*" ofrece diversos ángulos de interpretación que se pueden explicar mediante el principio de placer como una satisfacción pulsional directa (pasivo-activo; masoquismo-sadismo; pérdida y reencuentro del objeto de amor). No obstante, la repetición lúdica de este niño de 18 meses, es finalmente la expresión dogmática de un sufrimiento, de una pérdida que regresa sin posibilidades de ser tramitada por el principio de placer para obtener significatividad psíquica.

Así como el juego del "*Fort-Da*", la trasferencia también nos ofrecerá diversas posibilidades explicativas. En ella observaremos todas las modalidades pulsionales relacionadas con el objeto, tanto en el orden del vínculo con el objeto de amor, como en el orden de la identificación con el objeto activo y en el orden del binomio sadismo-masoquismo. Así se reproducirá lo reprimido como fragmento de la vida sexual infantil, del Complejo de Edipo y sus ramificaciones (Freud, 1920/1985, p. 18).

Pero Freud nos dice lo siguiente:

El hecho nuevo y asombroso que ahora debemos describir es que la compulsión de repetición devuelve también vivencias pasadas que no contienen posibilidad alguna de placer, que tampoco en aquel momento pudieron ser satisfacciones, ni siquiera de las mociones pulsionales reprimidas desde entonces (Freud, 1920/1985, p. 20).

Y el fracaso y el desaire infantil regresan a cuadro durante el tratamiento psicoanalítico, y la demanda es colocada sobre la figura del analista. A pesar del displacer, esta experiencia se repite, a pesar de todo, "una compulsión esfuerza a ello" (Freud, 1920/1985, p. 21). Con lo anterior Freud confirma el carácter pulsional de la compulsión de repetición, que actúa como una fuerza independiente e inmodificable. La compulsión de repetición es en esencia indomeñable.

La trasferencia es la escenificación de la vida infantil, no su simbolización, no su metaforización, como lo es en el caso de aquello que retorna de lo reprimido. Pareciese como si se repitiera lo que a partir del juego del "*Fort-Da*" aparece como un resto excluido de la simbolización, resto que siempre refiere a la relación con el objeto, y a sus modalidades pasivo/

activo. Sin embargo Freud deja claro al final de la tercera sección de "Más allá del principio de placer", que la compulsión de repetición, como fuerza pulsional, originaria y elemental que pone de manifiesto el malogro en la representatividad de lo inconsciente, casi nunca se observa en forma pura porque se halla entrelazada con aquello regido por el principio de placer. El resto sustraído de la simbolización se adscribe a lo reprimido y busca su autentificación mediante la compulsión de repetición en trasferencia.

Y termino este escrito con unas palabras de Deleuze:

En el fondo, se trata de la relación entre la repetición y los disfraces. Los disfraces en el trabajo del sueño o del síntoma - la condensación, el desplazamiento, la dramatización - , ¿recubren, atenuándola, una repetición bruta y desnuda (como repetición de lo Mismo) [*sic*]? (Deleuze, *Op. Cit.*, p.82).

Resumen

El presente trabajo analiza el paradigmático juego del "*Fort-Da*" para dar cuenta de los fenómenos de repetición que aparecen en la obra freudiana a partir de 1920. A partir del retorno de lo reprimido, dicho juego pone de manifiesto las modalidades pulsionales relacionadas con el objeto, tanto en el orden del vínculo con el objeto de amor, como en el orden de la identificación con el objeto activo y en el orden del binomio sadismo-masoquismo. Por otro lado, el juego del "*Fort –Da*" da cuenta de aquel resto en el psiquismo excluido de la ligazón del principio de placer que insiste punzante como compulsión de repetición, enunciado *princeps* de la pulsión de muerte. La autora propone que la trasferencia es una escenificación del juego del "*Fort-Da*" que imbrica ambos fenómenos de repetición.

Palabras clave: trasferencia, compulsión de repetición, retorno de lo reprimido, juego del "*Fort-Da*"

Summary

This paper analyzes Freud's 1920's explanation of the repetition phenomena based on the paradigmatic "*Fort-Da*" game. Taking into account the return of the repressed, this game can explain the object drives: the love object, the identification with the active object, and the drives involved in the dualism sadism-masochism. On the other hand, the "*Fort-Da*" game introduces a psychic energy which has been excluded from the symbolization process of the pleasure principle. This unbound energy appears as the compulsion to repeat, main argument given by Freud in his proposal of the death instinct. The author suggests that transference is the enactment of the "*Fort-Da*" game that implies both repetition phenomena.

Key words: transference, compulsion to repeat, return of the repressed, "*Fort-Da*" game.

Bibliografía

DELEUZE, G. (1969/1995). *Repetición y diferencia.* Barcelona: Anagrama.

FREUD, S. (1905 b/1985). Tres ensayos de teoría sexual, *Obras Completas*, tomo VII. Argentina: Amorrortu.

FREUD, S. (1912 b/1985). Sobre la Dinámica de la Trasferencia, (Nuevos consejos sobre la técnica del psicoanálisis, I), *Obras Completas,* tomo XII. Argentina: Amorrortu.

FREUD, S. (1914/1985). Recordar, repetir y reelaborar, (Nuevos consejos sobre la técnica del psicoanálisis, II), *Obras Completas*, tomo XII. Argentina: Amorrortu.

FREUD, S. (1920/1985). Más allá del Principio de placer, *Obras Completas*, tomo XVIII. Argentina: Amorrortu.

FREUD, S. (1923). El yo y el ello, *Obras Completas*, tomo XIX. Argentina: Amorrortu.

Más allá del principio de placer: ¿Una vida con o sin sentido?[1]

Simone Hazan Marcos[2]

Introducción

Este trabajo tiene por objetivo principal el de intentar sintetizar el difícil artículo de Freud intitulado *Más allá del principio de placer* (1920). Para tal efecto, analizaré cada capítulo por separado y trataré de resumir los argumentos principales que se presentan allí. En la parte final destacaré lo más importante de esta obra, y que para mí es algo esencialmente paradójico y difícil de definir.

Análisis de cada capítulo

El tema principal del capítulo introductorio es el principio de placer, junto con la cuestión de si dicho principio rige o no nuestra vida anímica. El *principio de placer*, relacionado con el de *constancia* definido por Breuer, es la tendencia a reducir a un mínimo la cantidad de excitaciones presentes en la vida anímica; se trata, por lo tanto, de un concepto *económico*. En los inicios del psicoanálisis, la observación clínica había llevado a Freud a postular el principio de placer, y en este capítulo se justifica tal hipótesis al citar la similar *tendencia a la estabilidad* de Fechner.

Hay que especificar que la excitación mencionada al enunciar el principio de placer es *no ligada*, es decir que se trata de *proceso primario*. A causa de las exigencias del mundo real, las *pulsiones de autoconservación* del yo empujan a que el sistema se empiece a regir por el principio de realidad, el cual lleva a posponer la satisfacción de deseos y tolerar el displacer. Así, el principio de realidad es la causa de cierta cantidad de displacer en nuestra

[1] Trabajo presentado en la XIX *Reunión Científica Anual Sigmund Freud*, México, D.F., mayo 2007.

[2] Psicoanalista de la Asociación Psicoanalítica Mexicana. Ejército Nacional 886-5, Polanco.

vida anímica. Otra fuente de displacer es la tensión creada por los conflictos que llevan a la represión y, por lo tanto, a la no satisfacción de deseos pulsionales. Finalmente, una tercera fuente de displacer proviene de nuestras percepciones (exigencias pulsionales y amenazas de peligro), y no contradice el principio de placer.

Al concluir el capítulo, no parece que Freud haya encontrado una contradicción sustancial a la hipótesis de la tendencia al principio de placer. Sin embargo, la última frase abre la puerta a nuevas hipótesis, a saber: "justamente la indagación de la reacción anímica frente al peligro exterior puede brindar un nuevo material y nuevos planteos en relación al problema que nos ocupa" (Pág. 11).

El segundo capítulo se ocupa de dos tipos de fenómenos que podrían contradecir el principio de placer; el primero es la neurosis traumática, en particular la de guerra. En este caso, a pesar de que la persona afectada puede no pensar en su vida diurna en el evento que le afectó, es frecuente que repita la vivencia traumática una y otra vez en sus sueños; esto no se explica bien si, como lo creía Freud anteriormente, cualquier sueño constituye el cumplimiento de un deseo.

El segundo fenómeno descrito en este capítulo es el juego infantil, ejemplificado por una observación de varias semanas que Freud realizó en su nieto. Este infante de 18 meses solía jugar con un carretel amarrado con un cordón, dejándolo caer de su cuna y volviendo a jalarlo después hacia sí. La ida del carretel era acompañada por la palabra *fort*, y su regreso por la palabra *da*. La interpretación que Freud realiza del juego es que representa las separaciones del niño con su madre, en un intento de elaboración de ellas. En este sentido, a pesar de que parece contradecir el principio de placer – las instancias del *fort* eran más frecuentes que las del *da* – el juego presenta suficientes elementos placenteros como para que no se puedan sacar conclusiones a partir de él: la transformación de lo pasivo en lo activo, la pulsión de venganza, etc. No obstante, el capítulo se termina con una referencia a un posible "más allá del principio de placer", cuya existencia uno tendría que postular para poder considerar las cosas de otra manera.

En el tercer capítulo, se habla de la técnica analítica, de la cual un propósito es que los pacientes *recuerden* vivencias olvidadas. En lugar de ello, lo que hacen a veces es más bien repetir, ante la imposibilidad de recordar algunas representaciones reprimidas. A ese repetir en la transferencia, Freud le llama *compulsión a la repetición*. Empieza por destacar que tales repeticiones de demandas pulsionales comportan tanto elementos de placer (el que se asocia con la satisfacción parcial del deseo), como elementos de displacer (la tensión ejercida por la fuerza represora). Sin embargo, existen repeticiones que evidentemente sólo aportarán displacer, por ejemplo las que reproducen demandas edípicas que en su momento fueron frustradas. Asimismo, algunas personas se pasan la vida repitiendo una y otra vez situaciones que las llevan al fracaso. De esta manera, Freud concluye que sí existe una compulsión a la repetición que va más allá del principio de placer, la cual también explicaría los sueños traumáticos y los juegos de los niños.

Al iniciar el siguiente capítulo, Freud nos advierte que "lo que sigue es especulación" (pág. 24), y emprende una larga discusión acerca del funcionamiento del sistema (percepción)-consciencia Cc. Asimilando el organismo vivo a una vesícula indiferenciada, establece una analogía entre el sistema *Cc* y la superficie de la vesícula, que juega el papel de una *protección antiestímulos*. De esta manera, el organismo se protege de las excitaciones provenientes del mundo externo, a menos que dichas excitaciones sean demasiado intensas; en este caso, se dicen *traumáticas* porque logran *perforar* la protección antiestímulos. A partir de este momento de irrupción de la excitación, la economía del sistema se encuentra perturbada, y se deja de dar preferencia al principio de placer: "entonces, la tarea planteada es más bien esta otra: dominar el estímulo, ligar psíquicamente los volúmenes de estímulo que penetraron violentamente a fin de conducirlos, después, a su tramitación" (Pág. 29.) Vistos desde esta perspectiva, los sueños repetitivos de las neurosis traumáticas tendrían el propósito de elaborar el trauma para que el psiquismo pudiera volver a su estado habitual. Una hipótesis interesante que Freud agrega a esta explicación tiene que ver con la angustia: como lo anota en estas páginas, el *apronte angustiado* prepara al psiquismo para que pueda recibir un estímulo especialmente fuerte. Es cuando falta esa angustia preventiva que existe un trauma, pues el estímulo entra con toda libertad. Al soñar el evento traumático, la persona afectada siente mucha angustia, recuperando "el dominio {*Bewältigung*} sobre el estímulo por medio de un desarrollo de angustia cuya omisión causó la neurosis traumática" (Pág. 31.) Freud concluye que en los casos de los sueños de transferencia y en los de la neurosis traumática, es inválida la tesis de que los sueños son un cumplimiento de deseo. Más bien "obedecen a la compulsión de repetición, que en el análisis se apoya en el deseo [...] de convocar lo olvidado y lo reprimido" (pág. 32). En este mismo párrafo, Freud infiere que si existe un "más allá del principio de placer", también debe admitirse que la función del sueño que consiste en eliminar unos motivos capaces de interrumpir el dormir mediante el cumplimiento de deseo de las mociones perturbadoras, no es originaria, y sólo se dio cuando el principio de placer empezó a regir la vida anímica. Finalmente, Freud admite la existencia de sueños, dentro o fuera del análisis, "que en interés de la ligazón psíquica de impresiones traumáticas obedecen a la compulsión de repetición" (*ibid*).

En el quinto capítulo Freud retoma el tema de los procesos primario y secundario, y enfatiza el hecho de que las huellas que se encuentran en el psiquismo en forma no ligada son las que pueden ser utilizadas en procesos como el sueño y la transferencia. En otras palabras, las vivencias que han sido elaboradas, y por lo tanto corresponden al proceso secundario, no son susceptibles de ser repetidas, mientras que lo traumático, que se queda en proceso primario, es sujeto a la compulsión de repetición. Ahora bien, si tomamos la compulsión a la repetición tal y como se presenta en el juego de los niños, no podemos hablar de contradicción al principio de placer, ya que los niños disfrutan enormemente de la repetición idéntica de vivencias como, por ejemplo, la lectura de un libro o un juego compartido. En cambio, en la repetición neurótica (en la transferencia) de episodios de la infancia, nos encontramos más allá del principio de placer. Esta reflexión lleva a Freud a conjeturar que, así como durante el análisis hacemos regresiones a edades tempranas y repetimos situaciones del pasado, "*Una pulsión sería entonces un esfuerzo, inherente a lo orgánico vivo, de reproducción de un estado anterior*" (pág. 36). Hay que destacar que en este momento del texto, Freud está hablando de un solo tipo de pulsión, y aún no diferencia entre pulsiones de vida y de muerte. Para corroborar esta nueva hipótesis, establece una analogía con ciertas especies animales, por ejemplo los peces que migran muy lejos para reproducirse en lugares de los cuales uno puede suponer que son moradas anteriores de la especie. Si admitimos el hecho de que los seres vivos aspiran a regresar a un estado anterior, llegamos a la conclusión de que "*La meta de toda vida es la muerte*" (pág. 38). Cuando empezó la vida en la tierra, en la época en que "a la sustancia viva le resultaba todavía fácil morir" (*ibid*), "nació la primera pulsión, la de regresar a lo inanimado" (*ibid*). Así, la meta de los seres vivos no sería cambiar y desarrollarse, sino mantenerse en el mismo estado; los cambios en las especies serían consecuencia de influjos externos perturbadores. Cuando Freud habla de esta primera pulsión a regresar a lo inanimado, se justifica mencionando una *tensión* creada por estos primeros intentos de vida. Tal vez podamos pensar en dicha tensión como en una excitación, y en la pulsión a volver hacia atrás como en el primer esbozo del *principio de Nirvana*, que más tarde se manifestará como principio de constancia.

En este momento de la discusión, Freud se detiene y empieza a diferenciar entre dos tipos de pulsión: *las pulsiones sexuales* o *de vida* son las que se encargan del encuentro de células germinales del organismo con las de otros organismos, facilitando la reproducción. En este sentido es que podemos hablar de pulsiones de vida, pues estas pulsiones sirven para prolongar la vida de la especie; por otro lado, Freud las califica de *conservadoras*, al igual que las otras pulsiones (las *de muerte*), en el sentido de que al renovar la vida llevan a un recomienzo (es decir al comienzo de una nueva vida desde un principio). Aquí conviene notar que de acuerdo a una terminología anterior, Freud se refiere a esas pulsiones que parecen ser de muerte como pulsiones yoicas, o pulsiones de autoconservación, en oposición a las pulsiones sexuales. Las siguientes frases (pág. 40) describen muy bien la forma dualista en que Freud considera las dos clases de pulsiones: "Hay como un ritmo titubeante en la vida de los organismos; uno de los grupos pulsionales se lanza, impetuoso, hacia delante, para alcanzar lo más rápido posible la meta final de la vida; el otro, llegado a cierto lugar de este camino, se lanza hacia atrás para volver a retomarlo desde cierto punto y así prolongar la duración del trayecto".

Finalmente, Freud se pregunta si existe en los seres humanos una pulsión de perfeccionamiento, y responde por la negativa: nuestros deseos reprimidos están dirigidos hacia una satisfacción plena que sería la reproducción de una vivencia primaria de satisfacción; pero la represión que sufren esos deseos impide el regreso hacia atrás que significaría tal satisfacción; de esta manera, al no poder realizar nuestros deseos inconscientes, efectuamos sublimaciones y formaciones sustitutivas y reactivas que dan lugar a la cultura. Es decir que los supuestos progresos de la humanidad son el resultado de una lucha entre dos tendencias, y no de una pulsión de perfeccionamiento en sí.

El largo sexto capítulo constituye un intento de justificar la nueva conceptualización de Freud acerca de las pulsiones. Citando a otros investigadores, busca saber si los seres vivos tienen que morir por causas internas, y también si se puede fundamentar una separación de los organismos en una parte "de vida" y otra "de muerte". Esta discusión no lleva a nada decisivo, y Freud dirige su atención a un concepto de Hering, quien distingue en la sustancia viva dos clases de procesos, a saber los *anabólicos* y los *catabólicos*. El primer término se refiere a un proceso asimilatorio, y el segundo a lo contrario. Si asociamos las pulsiones de vida a lo anabólico, estamos hablando de pulsiones que unen, o, como lo expresa Freud, se trata del "Eros de los poetas y filósofos, el Eros que cohesiona todo lo viviente" (Pág. 49). El problema con el cual se encuentra Freud en este punto, es que el citado Eros se manifiesta no sólo en la libido, sino también en las pulsiones llamadas de autoconservación; mientras tanto, las pulsiones de muerte cuya existencia se ha empezado a vislumbrar, no se ven en ningún lado de manera clara. Pero Freud se niega a que su teoría sea monista como la de Jung (ver Frey-Rohn, 1969), y se aferra a la idea de una teoría dualista. Ahora se propone establecer una correspondencia entre la polaridad odio-amor y la de muerte y vida. Para ello, trata de ver en el sadismo un ejemplo de pulsión de muerte, no se convence del todo y termina postulando una nueva hipótesis, la de un *masoquismo primario* (el cual sí sería una manifestación de la pulsión de muerte).

En el resto del capítulo, Freud sigue buscando, en el origen de la vida, alguna huella de la pulsión de muerte que pudiera dar cuenta de la compulsión a la repetición. Llega a la conclusión de que desde los orígenes, debía existir una combinación de pulsiones de vida y de muerte, pero sin poder demostrarlo. Como último intento de justificar el concepto de pulsión de muerte, cita el mito de Platón según el cual todos provenimos de un ser doble, hombre, mujer o andrógino; así, el buscar a nuestra otra mitad, al constituir un intento de regreso a un estado anterior, sería una manifestación de la pulsión de muerte.

Pero al concluir el capítulo, Freud afirma no estar convencido de lo que él propone, ni querer convencer a los demás; si bien el carácter regresivo de las pulsiones se puede observar, en cierta forma, en la clínica, Freud teme haber "sobrestimado su importancia" (pág. 57). Finalmente, él mismo se contesta la pregunta de por qué haber escrito esta obra, con la siguiente frase: "Pues bien, es sólo que no puedo negar que algunas de las analogías, enlaces y nexos apuntados en ella me parecieron dignos de consideración" (Pág. 59.)

El último capítulo, y el más corto, es el más desconcertante quizás. Freud empieza afirmando que aún no se conoce la relación entre principio de placer y compulsión a la repetición, y prosigue con una discusión en la cual todo parece paradójico: la ligazón está al servicio del principio de placer, el cual nos lleva a la mínima tensión posible; pero esto llevado al límite significa lo inorgánico, y por ende la pulsión de muerte; por otro lado, al principio de la vida, antes de que se instaure el proceso secundario, tenemos que suponer que sí hay placer, y aun más, las sensaciones deben ser mucho más intensas. Para terminar, Freud abre nuevos problemas relacionados con nuestras percepciones internas. Me parece que las conclusiones importantes que se encuentran casi al final del texto son las que siguen:

> También tiene que llamarnos la atención que las pulsiones de vida tengan muchísimo más que ver con nuestra percepción interna; en efecto, se presentan como revoltosas, sin cesar aportan tensiones cuya tramitación es sentida como placer, mientras que las pulsiones de muerte parecen realizar su trabajo en forma inadvertida. El principio de placer parece estar directamente al servicio de las pulsiones de muerte (pág. 61).

Conclusión

En este texto de Freud, hemos podido observar cierta oscilación en la argumentación del autor: se presentan fenómenos vivenciales o clínicos, se propone que para explicarlos uno tiene que postular un principio nuevo que tiene que ver con la muerte, pero luego se encuentra otra explicación que tiene que ver con la vida. Así, las repeticiones del juego del los niños, de los sueños o de la transferencia pueden ser vistos de dos maneras: como intentos de ligazón, de elaboración de lo traumático; o al revés, como simples manifestaciones de la compulsión a la repetición que traducen un anhelo de regresar a un estado anterior. El primer punto de vista es optimista y ve hacia el futuro; llevando el segundo hasta sus últimas consecuencias, se infiere que la pulsión tiene el fin de devolvernos a lo inanimado.

Así, la pulsión de muerte descubierta o inventada por Freud tiene la característica de desvanecerse cada vez que uno cree haberla atrapado; si bien podemos observar manifestaciones de la pulsión de vida por doquier, es casi imposible dar un ejemplo en el cual actuaría la pulsión de muerte en forma clara. Una manera de remediar el problema es definir las pulsiones de vida como lo que une – ligazón, procreación, anabolismo, elaboración – y las de muerte como lo que separa – catabolismo, proceso primario. Aun así, Freud no queda satisfecho con sus propios argumentos, y de hecho las conclusiones del texto son paradojas más que proposiciones definitivas; por ejemplo, al concluir que el principio de placer está al servicio de las pulsiones de muerte, parecería que estuviera afirmando que lo único primario es la pulsión de muerte, cuando por otro lado Freud defiende hasta el final una teoría dualista, en la cual tendría que haber dos tendencias primarias independientes. Quizás esta perplejidad que Freud nos transmite al no lograr "observar" la pulsión de muerte se atenúe con su atinado comentario acerca de la forma inadvertida en la cual dicha pulsión realiza su trabajo. En efecto, si se concibe la pulsión de muerte como el negativo de una pulsión, una especie de antifuerza, me parece más fácil imaginar que todos los eventos psíquicos están compuestos de pulsiones de vida, positivas, y de pulsiones de muerte, negativas, como moléculas hechas de dos tipos de átomos .

Finalmente, quisiera agregar que un artículo tan atrevido como *Más allá del principio de placer* no podría tener conclusiones más definitivas que las que le dio Freud; en efecto, siempre podremos considerar la vida psíquica desde dos perspectivas opuestas: la primera nos deja ver un sistema que se encarga de dar sentido a los eventos, permitiéndonos vivir en una forma harmoniosa o por lo menos soportable; y la segunda consiste en asomarse para mirar las cosas desde arriba, de una manera que nos da vértigo y nos deja ver lo absurdo de la vida (Camus, 1923).

Agradecimiento
Agradezco a Miriam Grynberg el haberme ayudado a pensar alrededor de la pulsión de muerte, y alentado a escribir este trabajo

Resumen

Se trata de un paseo por el artículo *Más allá del principio de placer* de Sigmund Freud, donde la autora presenta una versión digerida y comentada de cada uno de los siete capítulos. La conclusión es una síntesis que destaca el aspecto oscilatorio del pensamiento de Freud en este trabajo sobre un concepto que por su misma naturaleza, no se deja atrapar.

Palabras clave: principio de placer, compulsión a la repetición, pulsión de muerte, pulsión de vida, ligazón.

Summary

This is a walk through the article *Beyond the pleasure principle*, by Sigmund Freud, in which the author presents a digested and commented version of each of the seven chapters. The conclusion is a synthesis that stresses the oscillatory aspect of Freud's thought in this writing about a concept which because of its own nature, does not allow to be grasped.

Key words: pleasure principle, repetition compulsion, death drive (instinct), life drive (instinct), binding.

Bibliografía

CAMUS, A. (1923) *L'Étranger*. Saint-Amand: Folio, 1978.

FREUD, S. (1920) Más allá del principio de placer. *Obras completas* XVIII, Buenos Aires: Amorrortu editores, novena reimpresión, 2001,1-62.

FREY-ROHN, L. (1969) *De Freud a Jung*. Traducción del alemán. México: Fondo de cultura económica, Colección de Psicología, Psiquiatría y Psicoanálisis, segunda reimpresión, 2006.

GREEN, A. (1993) *Le Travail du Négatif*. París: Les éditions de minuit.

El espacio transferencial como proceso de historización simbolizante

Miriam Grynberg Robinson[1]

"Historizar la repetición es convertirla en recuerdo"
Hornstein (2000).

Este trabajo surge y se lo dedico a mis pacientes, los que me han dado la oportunidad de vivir con ellos, la aventura de procesos en donde, básicamente, lo que repiten en transferencia son huecos de memoria donde los recuerdos no tienen palabras y que desde allí me han llevado a reflexionar acerca de cómo se desarrolla la transferencia con este tipo de pacientes. Este estilo de repetición transferencial generalmente obedece a patologías graves de transmisión y vínculo. Son estados donde la marca que el hecho traumático deja en la psique no logró transcripción a nivel de representación palabra, ya sea por el vínculo que dichos sujetos establecieron con los padres o por situaciones traumáticas vividas en la historia de los padres y silenciadas por estos. De esta manera, la transmisión se establece en negativo a partir de lo que no ha advenido: lo que es ausencia de inscripción y representación, sin espacio de transcripción y de transformación. El hecho traumático se inscribe en forma de hueco de memoria, de trazo sin palabras. No puede ser rememorado ni nombrado. Lo traumático, vivido en la historia del paciente no puede ser diferenciado de lo traumático vivido en la historia de los padres, y al no tolerarlo éstos, es depositado en los hijos. Se establece así una confusión entre la historia de los padres y la propia historia; una confusión entre el objeto y el paciente, entre su psique y la de sus padres. Se establece, como dice Green (1990), un cuerpo-psique monstruo combinado, para dos; una organización de unidad dual (N. Abraham 1987).

Generalmente esto sucede, dicen varios autores –Kaes (1993), Green (1990 complejo de la madre muerta), Grynbeg (1995), Mc. Dougall (1990), Faimberg (1993) -, por duelos no elaborados de la situaciones traumáticas

[1] Mtra. Miriam Grynberg Robinson. Psicoanalista de la Asociación Psicoanalítica Mexicana. Trabajo presentado en el Congreso Nacional de Veracruz. Diciembre 2005.
miriamgc32@hotmail.com

vividas por los padres, los cuales dejan una depresión que no les permite sentir las necesidades de sus hijos, e inconscientemente depositan en éstos parte de lo que a ellos les resulta intolerable.

En este trabajo hablaré básicamente de los sujetos donde lo que se establece por este tipo de transmisión y vínculo, son huecos de memoria que no les permiten desarrollar una identidad diferenciada de sus padres, sujetos que carecen de palabras para nombrar lo que les sucede, viven constantemente sensaciones de demasiado lleno de una historia que no les pertenece y de estar vacíos de sí mismos.

En los inicios de la teoría Freud entendía la transferencia como la repetición del retorno de lo reprimido; es decir, desde el inconsciente dinámico donde lo que retorna a través de la transferencia son recuerdos infantiles que sí alcanzaron la representación palabra, donde sí hay inscripción en el plano de la memoria. Pero ¿cómo escuchar lo que retorna en negativo?, es decir, en silencios, en huecos de memoria, en ruidos desorganizados? ¿Cómo trabajar con aquello que no alcanzó la representación palabra? ¿Cómo pensar en historias que carga el sujeto, pero que van "más allá de él" y que son transmitidas en negativo porque son historias traumáticas no elaboradas y a veces secretas de la generación que le antecede? Para pensar en este tipo de retorno nos ayuda la conceptualización de la segunda tópica, donde Freud ("Más allá del principio del placer", 1920) vincula lo traumático con la no ligadura, con la pulsión de muerte, y nos permite ver cómo la pulsión de muerte desinviste y destruye; produce huecos de memoria, deja sólo huellas que caen fuera de la representación simbólica que dificultan la rehistorización, huellas que se anclan en lo irrepresentable.

Considero que la tarea en el trabajo con estos pacientes no consiste sólo en recuperar una historia (es decir, con el retorno de lo reprimido, con inscripciones de memoria) sino sobre todo en posibilitar, vía transferencia, simbolizaciones historizantes (es decir, trabajar con el retorno de las huellas de memoria para construir su inscripción).

Así surge el enigma de cómo poder desarrollar un proceso psicoanalítico con el paciente que establece la repetición a partir de sus carencias, de sus huecos, de sus confusiones con el otro en transferencia. Por tanto la pregunta es:

- **¿Cómo trabajar la repetición en la transferencia en aquellos casos donde los recuerdos no tienen palabras; es decir, cómo escuchar los huecos de memoria y transformarlos en historización simbolizante?**

Estos pacientes, según Green (1986), encubren por medio de sus síntomas una depresión primaria que sólo es posible descubrir en el proceso transferencial.

En estos casos estamos frente a transferencias de evolución difícil. Ya sea por la desinvestidura del objeto o por sentirse invadido por él, el paciente vive en la imposibilidad de individuarse, vive indiferenciado y fusionado con el objeto, pues el objeto y el sujeto se vuelven uno.

El paciente bordea la desesperación ante el temor de hundirse en la depresión, anclado en la historia de otro. Aún así, es posible ofrecerle una esperanza para, a través de la aventura analítica, transformar los huecos de memoria en una narración que ofrezca palabras para que puedan ser nombrados, organizados, ligados a la representación.

Estos pacientes me han enseñado cómo, a veces, narrarse tiene una dificultad que raya en lo imposible; me han mostrado la dolorosa existencia de seres humanos que nacen sin haber sido concebidos emocionalmente dentro de la psique de la madre, y su sensación, ante todo, de no ser y no tener palabras para empezar a narrarse; que oscilan entre sentirse invadidos por la voz de la madre y un desamparo profundo donde no hay más que silencio.

Piera Aulagnier (1969) le atribuye a la madre ser el objeto de transmisión, de tener la tarea de ser la portavoz. Porta la voz en tanto que, desde la llegada al mundo del infans, comenta, predice, acuna al conjunto de las manifestaciones del niño; pero existen madres que lo despojan de todo pensamiento autónomo. Mientras el niño no habla, la madre puede preservar la ilusión de una concordancia entre lo que ella cree que él piensa y aquello que él piensa. Pero el niño, cuando descubre que es una ilusión atribuir a la mirada materna el poder de definir sus pensamientos, da un paso fundamental en la posibilidad de establecerse como individuo. Este paso puede ser detenido por el temor de ser privado de la palabra, temor que el discurso materno puede dejar entrever.

La madre puede investir el pensamiento del niño si acepta la diferencia, la alteridad del niño en relación con ella, siempre y cuando la madre reconozca que no puede obtener una prima de placer. El placer de pensar sólo es posible si el pensamiento puede aportar la prueba de que no es una simple repetición de algo ya pensado. Si no sucede así, el niño queda alienado en el pensamiento del otro, viajando en la vida con una sensación de vacío, de muerto en vida, ya que para Aulagnier la vida es posible cuando uno es historiador de su propia historia. Si esto no sucede, aparece el odio por el objeto, al mismo tiempo que el terror a que éste desaparezca pues sin él, el paciente no existe.

De esta manera vive prisionero del objeto en un mundo vacío. Así es como parece llegar el paciente a tratamiento, pidiendo en un grito silencioso, una oportunidad de lograr escribir su propia historia, de buscar el derecho de tener una voz propia y de no ser el que porta los muertos, los sufrimientos y la historia del otro.

Es por esto que el analista debe funcionar, especialmente en estos casos, como una madre metabolizante, y dar al paciente una oportunidad de historizar los huecos de memoria marcados por el vínculo y la transmisión.

Este tipo de pacientes, que vivieron su relación objetal con madres que no lograron interpretar y luego nombrar los estados afectivos y sensoriales del bebé, ya como adultos no pueden reconocer los signos afectivos y mucho menos elaborarlos simbólicamente. Los estados afectivos quedan fuera de la representación psíquica del sujeto; son inutilizables para permitirle pensar y actuar en consecuencia (Mc. Dougall 1990). Así, tanto el espacio que proporciona el encuadre como el analista, deben darle seguridad al sujeto para que éste vaya expresando sus contenidos psíquicos a través de expresiones precarias (pasaje al acto, procesos psicosomáticos, la palabra misma, que es muchas veces usada como acto y no como símbolo).

Estos pacientes son sujetos que vivieron en relaciones fusionantes con sus madres, las cuales estaban incapacitadas para proporcionar en el niño la posibilidad de elaborar y simbolizar el proceso de separación. Por eso, cuando el sujeto experimenta separaciones ya sea con la madre o en la posteridad en la compulsión repetitiva con otras relaciones, entra en pánico, en terror, puesto que sólo existe a través del objeto, y es por esto que manifiestan su enfermedad generalmente en procesos de separación. El par de angustia en los que estos pacientes viven es el de la angustia de separación-intrusión (Green, 1990). Así ellos entran en pánico no sólo en la separación con el objeto, sino también cuando lo sienten cerca, pues el haber vivido con madres intrusivas, les ha hecho sentir que el único pensamiento permitido es el de ellas.

Es por esto que en un proceso analítico para este tipo de pacientes, se intentará elaborar las angustias de separación-intrusión por medio de la relación transferencial, junto con los cortes y las modelaciones a través de las separaciones que el encuadre permite (vacaciones, fines de semana, días festivos).

Gracias a los cortes, a las separaciones, se hace audible la relación que el paciente tiene con su objeto. La relación simbiótica sólo puede ser nombrada y sentida cuando aparece la separación; de no ser así, la parte fusionante e indiferenciada quedaría muda, inmovilizada y depositada en el encuadre.

La historización simbolizante en el espacio transferencial

Cuando el paciente entra a la relación analítica, el sentido de su historia está ausente, es un sentido virtual que aguarda su realización por los cortes y las modelaciones que ofrece el espacio y el tiempo analítico. Así, dice Green (1990), "El proceso transferencial lo revela, trae el sentido de su historia de la ausencia a la potencialidad y lo vuelve actual. A través del encuentro de dos discursos y por la vía de ese objeto que es el analista, con miras a construir el objeto analítico". Es decir, podríamos pensar que gracias al establecimiento de la relación transferencial y por los cortes en la relación que el encuadre establece, es que se hace audible esa relación que el paciente tiene con su objeto y solo así, en ausencia, es posible saber de ella, de esa relación fusionante que al ser cortada puede empezar a ser nombrada y sentida: historizada. Esto le permite al sujeto ir elaborando dicha relación, ir conociendo a ese objeto que tanto en su intrusión como en su separación ensombrece el sentido interno de sí mismo, y es gracias a la interpretación del analista en la relación transferencial y por el corte en el encuadre, que el paciente tendrá la oportunidad de ir construyendo un objeto interno nuevo, estableciendo la presencia de la imagen simbólica del objeto constituida por las palabras y, al mismo tiempo, designar la ausencia. Entendiendo, como dice Green (1990), que son el encuadre y la interpretación el tercer elemento que permite el corte de la simbiosis entre el paciente y el analista.

En la aventura analítica donde el paciente se siente atrapado entre el vacío y la fusión, el proceso implica modificar la experiencia de desamparo. Son sujetos que cuando se quedan solos, sin el objeto real con el cual están fusionados, tienen la vivencia interior de desaparecer. Modificar la vivencia infantil implica ayudarlos a metabolizar la vivencia de desvalimiento para que intenten liberarse de lo traumático, entendiendo lo traumático como Freud (1926) lo conceptualizó en *Inhibición, Síntoma y Angustia* y recordando que, en dicha obra, una de las palabras claves es "desvalimiento". Él consideraba que la situación traumática de base es la del "desvalimiento" y que todas las situaciones traumáticas remiten a ella. El trauma, dice, es una situación traumática infantil que no pone en juego tan sólo al sujeto y una ruptura en su barrera anti-estímulos, sino que es una situación vital de "desvalimiento".

Por eso, desde este entendimiento del trauma, el transferir lo traumático es revivir el desamparo. Es una experiencia donde no se tuvo palabras para nombrar lo que pasó. Esas impresiones que quedan como huecos de memoria son traumas puros, sin palabras, sin historia, razón por la cual son traumas desorganizantes, invasores y paralizantes; es decir, son signos que no quedan contenidos en un texto porque para tener un texto necesitamos haber llegado a un nivel simbólico, y se requieren discursos que unan las impresiones sensoriales. El trauma se puede pensar como una impresión que se elabora como un cuerpo sin articulaciones, como una impresión atextual. En la transferencia es donde se tiene la esperanza de darle palabras a esos ruidos desorganizados, a esas impresiones atextuales, a esos huecos de memoria.

En la aventura psicoanalítica con estos pacientes debemos compartir la esperanza de que el terror de lo repetitivo, ese grito silencioso, se vaya transformando en una escucha donde el dolor pueda irse elaborando: que la relación permita, una repetición susceptible de ser formulada como una "petición" de ayuda (re-petición) que conduzca a una transformación creativa del trauma, modificando la historia. Es decir, que se logre simbolizar los huecos y la relación con el otro, hasta encontrar una voz propia que al paciente le permita "narrarse" y no quedar prisionero del trauma sufrido, cayendo nuevamente en la compulsión repetitiva.

Así, el intento es acompañar al paciente en el proceso para adquirir la función de pasar de la compulsión repetitiva que tiene que ver con lo no ligado, a la historización; tratar de darle sentido al sin sentido; ayudarlos a ligar la pulsión de muerte e impedir que llegue el aniquilamiento. Estos pacientes le solicitan al analista algo más que su disponibilidad afectiva y su escucha: solicitan su potencialidad simbolizante, potencialidad que no sólo apunta a recuperar lo existente, sino a producir lo que nunca estuvo (Hornstein, 2000). Es decir, estamos frente a una problemática donde no se trata sólo de conflicto sino de déficit (carencias). Por eso, en el trabajo con estos pacientes la relación analítica se vuelve fundamental en su interjuego de transferencia- contratransferencia.

Esos huecos de memoria hablan sin que el paciente lo sepa, en su trabajo y en su silencio. Son voces cuya desaparición resuena en el espacio transferencial. Historizar en este contexto "es dejar que los muertos hablen", es decir, es darle vida a la ausencia, darle sentido a las pulsiones. Historizar, en este sentido, se parece más a la narrativa, a la poética que a la historia que trata de buscar la información de lo real en los archivos. Para Freud "la novela y la poética" se parece más al tipo de historia que creamos en el espacio transferencial donde lo que se busca es crear una construcción que le dé sentido a la historia de sufrimiento. Freud logra escribir su obra de esta manera. El momento decisivo de esta forma de escribir se presenta en el Moisés (1939), donde señala el hueco de memoria sobre el cual se construye "la escritura de la historia". Éste será un ejemplo de su forma de escribir. Como dice M. De Certeau (1995) Freud autoriza su concepción en sus análisis, no finalmente, por pruebas, sino por la cita que da forma a su pensamiento. En el Moisés, esta cita es el fragmento de un poema, una escritura en donde nada sostiene la "verdad" sino su relación consigo misma. Se trata de una cita de Schiller que es una "sentencia":

"Lo que vivirá inmortalmente en el poema debe hundirse en esta vida" (1800).

El texto freudiano pone en práctica esta teoría (poética) de la escritura, en donde la muerte, la pérdida, el silencio, la ausencia son necesarios para el nacimiento de la historia del sujeto que remite a esa otra historia, a la del Inconsciente. El poema está escrito para Otro. Durante la cura, éste será el objeto del Inconsciente. Los psicoanalistas serían los que sostienen el poema, construyendo palabras junto con el paciente allí donde el Inconsciente se calló (De Certeau, 1995). En la escritura transferencial, en el encuentro de dos discursos puede transformarse el silencio en palabra. En una palabra, que busque subjetivizar la historia del sujeto, y es vía transferencia donde se pone en acto esa vivencia indecible, y es gracias a la relación transferencial que se puede empezar a nombrar.

Estos huecos de memoria exigen de los analistas modelos de funcionamiento que remiten a un universo asimbólico. ¿Cómo oír estos signos? ¿Cómo decodificarlos para hacerlos simbólicos y de ahí comunicables mediante el lenguaje?

Estos signos están cargados de un mensaje para la psique, aunque a primera vista parezcan escapar a la representación. Se sitúan en el marco de una historia que es posible construir (Mc Dougall, 1987). Así, después de largos procesos transferenciales, a veces lo que surge es la posibilidad de que los pacientes empiecen a tener palabras para nombrar lo que les pasa, lo cual en sí mismo ya es un acto creativo, pero algunos otros logran incluso transformar su sufrimiento silencioso en escritos o poemas donde plasman su narrativa histórica.

Aquí pongo el ejemplo de una paciente que fusionada con la madre y portando el mismo nombre de ella, entra a tratamiento con una sensación de estar sin anclas en la vida, sintiendo el ser un fantasma que habita entre humanos y que vive en caída libre, buscando siempre que otros se hagan cargo de ella porque no sabe qué hacer y no se sabe detener, ni entender. Después de cuatro años de trabajo analítico logra crear un texto novelado de la vivencia de su historia personal. Me lo da de regalo después de que en la última sesión antes de un fin de semana largo había llegado diciendo que quería "pasar todo el fin tomando", y yo le dije que parecía no querer sentir nuestra separación, así como en su infancia cuando mamá no estaba y ella fantaseaba que algo la anestesiaba y así no sentía el tiempo que pasaba hasta que mamá regresaba.

En dicha ocasión se va impactada, y a su regreso me dice: "en vez de anestesiarme escribí esto y quiero compartirlo contigo".

A continuación transcribo sólo un fragmento del texto:

Se trata de una mujer que viene de otra mujer.

Esta mujer agujerada, rota, sangrante, al borde de ser tomada por la obscuridad pero salvada y regresada a la vida por la gestación de un bebé. Era esa parte de su lucha contra la muerte, contra el vacío conocido. Ese bebé nació un fantasma (que además carga el mismo nombre que su madre) y el fantasma tuvo la suficiente fuerza para asirse a la tierra, amarrándose anclas de hierro en los tobillos.

La mujer que se sentía viva por tener un bebé, no pudo aguantar traducir, tocar, decodificar lo que pasaba y volvió violentamente a su cámara obscura; el fantasma no pudo entender... se quedó solo y lleno de faltas y rupturas.

El fantasma de niebla sigue desesperadamente buscando brazos y un cuerpo para habitar. Tiene una larga historia de adopciones y dolores tratando de residir en tantos otros cuerpos. Siempre exiliada. Y ese es el color de la relación con su terapeuta.

La verdadera pregunta es si va a poder abrocharse de un modo distinto a sus preguntas. Y si va a poder trabajar el hierro para sacarse una pesa del tobillo y convertirla en ala.

Podremos mi terapeuta y yo lograr que logre separarme, que pueda ser, que el fantasma logre sentir un cuerpo propio en el cual habitar, que se sienta ser humano y no fantasma o me quedaré esclavizada en la historia, en la mirada, en el cuerpo de ella, mi madre.

La paciente logra ponerle palabras a lo que la desagarra, en vez de anestesiarse y no saber. En vez de dejar que sea un acto silencioso el que hable por ella, hace un texto y trata de describir lo que le sucede. Ahora empieza a tener palabras, después de 4 años de tratamiento que le permiten nombrar lo que le pasa.

Narra cómo no hay distancia entre objeto y sujeto; cómo ella es un fantasma en la medida que está inmersa en la historia, en el cuerpo de su madre, sin haber tenido permiso, por la depresión de ésta de buscar una separación con ella, una palabra propia. A través del tratamiento empieza a arriesgarse a intentar narrar su desgarro, a preguntarse "quién es", lo cual significa tener menos miedo de mostrarse y de transformar su mundo interno en un mundo con palabras, con historia.

Green (1990) dice que escribir un texto es transformar la fantasía inconsciente, que se despliega en varios planos (el de la representación, el de los afectos, el del cuerpo, de la inducción a la descarga a través del pasaje al acto, etc.) por una organización estable, constante. El principio de la escritura es transformar algo venido del cuerpo deseante en una actividad de ligazón. La huella escrita es entendida como núcleo exclusivo de la transmisión del lenguaje, que sigue siendo la exigencia fundamental. La escritura crea un espacio propio, un movimiento autónomo. Sin que se haya roto la relación entre representación cosa y representación palabra, lo que ha cambiado es que el nexo entre la representación cosa y la representación palabra se inclina hacia la representación palabra. Podríamos pensar que es un intento de transformar los huecos psíquicos en representación simbolizante.

La transferencia como búsqueda de transformación

Hablar de transferencia como búsqueda de transformación es apuntar a la repetición como motor de transformación y no sólo como retorno de lo igual. ¿Cómo pensar que en la repetición se logrará la transformación?

Freud en "Recordar, Repetir y Reelaborar" (1914) dice: "La transferencia es sólo una pieza de repetición y la repetición es la transferencia del pasado olvidado". Con esto nos da a entender que la repetición es entendida como una acción, no como una transcripción que logra la traducción a nivel de recuerdo. Entiende el acto como una manera de recordar, sin que el paciente sea consciente de ello. El paciente trae en el acto una forma de recordar, como si fuera una impresión desarticulada y no simbolizada. Y continúa diciéndonos: "El paciente repite sin saber que lo hace, y durante el tratamiento no se liberará de esta compulsión de repetición; uno comprende, al fin, que ésta es una manera de recordar".

Sabemos pues, que mediante el manejo de la transferencia se intentará transformar la compulsión a la repetición en modos de recordar y de historizar los síntomas, dándoles una nueva transcripción que sí logre traducción en forma de un registro de palabras simbolizadas y ya no de huecos silenciosos.

Mi paciente repetía la sensación de desaparecer cada vez que el objeto no estaba presente y fue en la relación transferencial que esa vivencia empezó a tener palabras, a transformarse en modos de recordar, la paciente comenzó a ser capaz de historizar las ausencias, en vez de quedar anestesiada, desaparecida, muerta en vida cada vez que el otro no estaba.

A partir de lo anterior, considero que la tarea del analista en el trabajo con este tipo de pacientes no consiste sólo en recuperar una historia, es decir, en trabajar con el retorno de lo reprimido, sino sobre todo en posibilitar, vía transferencia, construir una historia a través de la creación de historizaciones simbolizantes; es decir, trabajar con el retorno de la huella que deja el hueco de memoria, para intentar una nueva transcripción que logre convertirse en representación palabra.

Winnicott (1971) señala que el paciente logra este proceso si tolera el miedo al colapso originario; éste no puede ser recordado pero sí puede ser revivido durante el tratamiento gracias a la nueva fuerza yóica y al apoyo prestado por el analista y el encuadre.

Me parece que el hueco de memoria desde la pulsión de muerte puede describirse como lo traumático. Los Baranger y Mom (1988) consideran que el primer tiempo del trauma (lo pre-traumático) recibe su valor etiológico a partir del segundo, de su reactivación por un acontecimiento, a lo mejor trivial pero fechable y nombrable, y es justamente la historización analítica la que vincula ambos tiempos. Así entendemos cómo la historia psicoanalítica es el pasado historizado en el presente (Lacan 1985).

Podríamos pensar, a modo de conclusión, que la huella que deja el hueco de memoria es el trazo de lo traumático que aparece como una impresión de memoria sin articulaciones y que, por eso mismo, contiene un elemento de terror. Es en el espacio analítico, a través de la relación transferencial contenida por el encuadre, donde el paciente podrá permitirse revivir nuevamente ese estado aterrorizante, ilógico, desligador e intentar elaborarlo y transformar el trauma mudo, la huella de lo traumático en un trauma con historia, con voz, audible, donde la impresión desarticulada se convierta en una representación simbólica; que se intente transformar en representación-palabra, en un discurso simbólico y así diferenciar su historia de la historia de los otros.

Al paciente se le proporciona una aventura que va del silencio a la palabra, de la transformación de la representación cosa a la representación palabra. Entonces el futuro puede tener la esperanza de dejar de ser repetición de un espacio muerto y lograr una narración viva con una "voz propia" donde exista la posibilidad creativa y reparatoria que conlleva la palabra simbólica.

Aunque sabemos que lo esencial de la pulsión de muerte escapa al discurso, pienso que el paciente adquiere herramientas durante el proceso para intentar elaborar, crear, hablar para bordear y tolerar lo "unheimlich", lo innombrable.

Mientras predomine eros sobre la pulsión de muerte podremos decir que hubo una reelaboración del mundo interno del paciente, siempre y cuando éste logre acceder a la palabra, al espacio de juego y no de muerte. Finalmente, que esto le permita separarse y acercarse al objeto sin perderse, encontrando su sentido, encontrando su individualidad, sintiéndose autor de su historia, desidentificándose de la historia que le pertenece al otro y asumiendo la alteridad.

Así poco a poco, la convicción de lo inevitable del destino dará paso a un por-venir posible.

Resumen

Este trabajo presenta una reflexión acerca de cómo se desarrolla el proceso transferencial en aquellos sujetos que básicamente, lo que repiten en transferencia son huecos de memoria donde los recuerdos no tienen palabras. Este estilo de repetición transferencial generalmente obedece a patologías graves de transmisión y vínculo. La transmisión se establece en negativo, a partir de lo que no ha advenido: es ausencia de representación palabra, sin espacio de transcripción y de transformación. Estos pacientes nos enfrentan a entender que lo que retorna en la historia transferencial son heridas que se establecieron antes de que hubiera la posibilidad de palabras. Es decir, lo que se transfiere es la experiencia del desamparo.

A través del espacio transferencial se intenta transformar los huecos de memoria, marcada por la pulsión de muerte, en historizaciones simbolizantes que permitan al paciente transformar la compulsión repetitiva en modos de recordar y de historizar; es decir posibilitar nuevas transcripciones que logren la traducción en palabras simbolizadas y ya no en huecos silenciosos.

Palabras Clave: Espacio transferencial, historización simbolizante, huecos de memoria, transmisión negativa.

Summary

This paper presents a reflection of the development of the transferential process in those subjects who basically repeat in transference memory gaps where memories have no words. This transferential repetition style is usually derived from severe transmission and link disorders. The transmission is established in negative, based on what has not yet occurred: it is the absence of word representations, with no transcription and transformation space. These patients lead us to understand that what returns in the transferential story are wounds that occurred before there was any possibility of words, that is, what is transferred is the experience of helplessness.

The intention through the transferential space is to transform memory gaps, marked by a death wish, into symbolizing historizations that enable the patient to transform the repetitive compulsion into modes of recollection and historization, that is, make new transcriptions possible, achieving a translation into symbolized words, and no longer into silent gaps.

Key words: transferential space, symbolizing historization, memory gaps, negative transmission.

Bibliografía

ABRAHAM, N. TOROK, M. (1987). *La corteza y el Núcleo*. Buenos Aires:Amorrortu.

BARANGER, W, BARANGER M., MOM, J.M. (1988) *El trauma psíquico infantil*. Libro Anual de Psicoanálisis.Lima: Psicoanalíticas imago.

CASTORADIS-AULAGNIER, P. (1969) Societés de psychanalyse et psychanalyste de société, *Topique,* Vol. l(Trad. Esp. Sociedades de psicoanalistas y psicoanalistas de sociedad" En *El Sentido perdido,*Trieb, Buenos Aires, 1980).

CASTORADIS-AULAGNIER, P. (1978) Observaciones sobre la Estructura Psicótica , Psicoanálisis de la Psicosis-*Carpeta de Psicoanálisis 1- Buenos Aires:. Letra Viva.*

DE CERTAEU, M. (1995) *Historia y Psicoanálisis*. México:Universidad Iberoamericana.

FREUD, S. (1914) Recordar, repetir y reelaborar. Vol .XII. *Obras Completas*.Buenos Aires: Amorrortu.

FREUD, S. (1920) Más allá del principio del placer. Vol XVIII. *Obras Completas*. Buenos Aires: Amorrortu. .

FREUD, S. (1926) Inhibición, síntoma y angustia. Vol. XX. *Obras Completas*. Buenos Aires: Amorrortu .

FREUD, S. (1939) Moisés y la religión Monoteísta Vol.XXIII. *Obras Completas*. Buenos Aires: Amorrotu

GREEN, A. (1986) *Narcisismo de vida, narcisismo de muerte*. Buenos Aires: Amorrurtu.

GREEN, A. (1990) *De locuras privadas*. Buenos Aires: Amorrortu.

GRYNBERG, M. (1995) El duelo no elaborado, su transmisión transgeneracional a la segunda generación de sobrevivientes del Holocausto. *En Psicología Iberoamericana* Vol.3 (3), sept. pp. 40-47.

HORNSTEIN, L. (2000) *Narcisismo*. Buenos Aires:Paidós.

KAES, R., FAIMBERG, H. (1993) *Transmisión de la vida psíquica entre generaciones*. Buenos Aires: Amorrortu.

LACAN, J. (1985) *El Seminario1.Escritos Técnicos de Freud* .Buenos Aires: Paidós.

McDOUGALL, J. (1987) *Teatros de la mente*. Tecnipublicaciones. Madrid.

McDOUGALL, J. (1990) El dolor psíquico y el psicosoma. En *Alegato por una cierta anormalidad* Barcelona: Petrel. pp. 229-251.

WINNICOTT, D.W. (1971) El juego. Actividad creadora y búsqueda de la persona. *Realidad y juego*. México: Gedisa.

De la mirada de la madre a la mirada del Analista[1]

Eva Marcuschamer Stavchansky[2]

La primera llamada. La primera entrevista. La primera frase dicha en el encuentro entre el paciente y el analista. En cada uno de estos momentos está la mirada pasada y presente, la mirada vieja y la nueva, la mirada fáctica y la simbólica. Ese encuentro marca dos tiempos importantes en la vida de la persona, por un lado su historia infantil y por otro, la historia que intentarán construir paciente y analista en las horas por venir. La hipótesis central de este trabajo es que la mirada del analista le permite al paciente ir reconstruyendo su antigua historia de amor (Kristeva, 1996) en la situación analítica, aunque esta vez lo hará de manera distinta. Para que esta premisa tenga efecto, es preciso que el analista ofrezca al paciente una mirada capaz de resistir que este último, le transfiera su relación con la madre. Es en esta relación transferencia-contratransferencia dentro del espacio terapéutico en donde el cambio de historia de amor opera.

La mirada es una metáfora de lo que ocurre entre el paciente y el analista, es una experiencia clínica del contacto entre dos mentes, y de lo que se crea a partir de ese encuentro. Es una metáfora que parte de un hecho concreto de la realidad: la mirada fáctica de la madre, que desde ese momento adquiere un significado simbólico en la psique de la persona y que el analista capta cuando el paciente llega a tratamiento. El paciente busca reproducir la manera en que fue mirado por su madre, el analista busca interpretarle para que esa repetición no opere, simplemente se comprenda. El paciente llega con su historia de amor, como diría Kristeva (1996), el analista tiene su propia historia y necesita entenderla con la mayor claridad posible para que el trayecto que está por iniciar le sirva para el propósito de la comprensión del otro. Así en el contacto, se crea el espacio intersubjetivo, el lugar de

[1] Trabajo presentado en el 45° Congreso de la Asociación Internacional de Psicoanálisis: *Remembering, repeting and working through*; Berlín, Alemania, julio de 2007.

[2] Doctorado en Clínica Psicoanalítica. Analista en formación de la Asociación Psicoanalítica Mexicana. Evamarcus18@gmail.com

encuentro entre dos subjetividades, el interjuego entre dos mundos subjetivos distintos (Benjamín, 1990).

La historia de amor

Roberto llega a su primera entrevista abatido, llorando, aparentemente cansado, no sabe qué hacer de su vida, no sabe si ser futbolista o escritor, aunque no tiene habilidades para ninguna de las dos. Estudió Comunicaciones porque era lo más fácil, para salir del paso. Trabaja en un lugar en donde se siente miserable, dice que lo explotan y no le gusta lo que hace. Se va de la entrevista dejando el ambiente cargado de muerte, tengo la fantasía que se pudiera ahorcar cuando me pide usar el baño. Me conmueve, un hombre de 26 años derrotado. Me cuenta que es el tercero de cuatro hijos, su hermana mayor es una mujer exitosa que vive en Europa, el segundo un varón que estudia en la mejor universidad de los Estados Unidos, un año después nace Roberto, era el más pequeño. Era el último, pensó la madre. Pero nació Juan, tres años después y enfermo de eccema tópico. Toda la atención de los padres se fue para Juan que había que tenerlo inmovilizado para que no rascara su cuerpo haciéndose daño. Los padres tomaban turnos para cuidarlo. Los médicos no entendían por qué estaba así, le pusieron varillas en las piernas y una camisa de fuerza para impedir que se lastimara. Con los demás hijos quién sabe qué pasó, se cuidaron solos, dice la madre. Los padres estaban muy ocupados con Juan. Roberto fue un niño inquieto y juguetón hasta que nació su hermano, entonces empezaron los accidentes y se convirtió en el hijo que más problemas dio, no estudiaba, las maestras se quejaban, le diagnosticaron apatía, falta de energía. En realidad, nadie entendía.

La mirada fenoménica le confirma a la madre que su bebé se encuentra en contacto con ella, y al bebé le confirma a la vez, que su madre se encuentra en contacto con él. Stern (1977) dice que la mirada supone el mutuo reconocimiento y constituye un organizador importante en la formación del *self* del infante. Esa mirada que reconoce ocupa un lugar simbólico en la mente. La mirada de la madre organiza el primer encuentro, el del nacimiento, mismo que impacta a otros primeros encuentros: como el de la primera sesión entre un paciente y un analista, o el encuentro que supone una nueva experiencia. Es esta mirada de la madre hacia el recién nacido la que inicia lo que más tarde dará posibilidad a los intercambios indispensables para el crecimiento emocional. Este autor afirma que el primer contacto que establece el niño con el mundo de los humanos se reduce a lo que su madre hace con su cara, su voz, su cuerpo y sus manos. El realizar cualquier actividad que implique contacto, provee al infante de una experiencia de comunicación cálida y cercana. Esta coreografía del comportamiento materno es el material "crudo" del mundo exterior, con el cual el niño comienza a construir su propio conocimiento y experiencia de lo humano. Mitchell (1988) afirma que el bebé está programado para ser una persona social, es la naturaleza misma del infante lo que lo lleva a establecer relación, a buscar contacto con otra persona. La experiencia infantil es entonces mediada por la experiencia materna. La cognición se desarrolla por medio del reconocimiento y esto es posible a través de la mirada de la madre y de sus palabras. Tronick (1989) dio cuenta sobre la veracidad de la percepción del bebé del afecto en el rostro de su madre, es por eso que el estado emocional de la madre es de fundamental importancia para el propio estado emocional del infante. Field (et al, 1988) sostienen que los bebés perciben las facciones de su madre y pueden traducirlas, pueden detectar incluso si su madre está actuando de manera confiable o no, y pueden darse cuenta si los patrones de conducta son similares o diferentes. Los bebés desarrollan expectativas mediante estos patrones, los recuerdan e incluso los pueden categorizar. Estas expectativas están organizadas alrededor del tiempo, el espacio, el afecto y la excitación. Este es el equipo del que el bebé se vale para desarrollar representaciones pre-simbólicas de las interacciones características. Estas estructuras de interacción, dice Modell (1984) en el nivel pre-simbólico van a constituir posteriormente estructuras organizadoras inconscientes o estructuras de memorias en el niño o en el adulto. Así, el bebé va aprendiendo poco a poco la manera en que su madre va a acercarse afectivamente o va alejarse. Esto supone un conocimiento integral de afecto, cognición y comportamiento. Este conocimiento relacional implícito ocurre en la díada madre-bebé, está registrado de una manera no simbólica y por tanto preverbal y tiene que ver con patrones de interacción que se han generalizado, mismos que están relacionados con las distintas maneras de "estar" con otros y que continúan a lo largo de la vida, y que al estar en análisis y con el analista los llamamos transferencia. Con esto me refiero a la manera en que la persona va construyendo su mundo interno, la vida psíquica que se va armando mediante mecanismos de proyección e introyección, indispensables para la construcción de objetos internos. Se trata también de mecanismos que propiciaron en un primer momento la identificación. La identificación es la forma más primaria y original de enlace. En su acepción más amplia, comprende el conjunto de mecanismos y funciones que determinan el proceso estructurante que ocurre dentro del yo, sobre la base de la selección, inclusión y eliminación de elementos provenientes de los objetos externos y/o internos que forman los componentes para ampliar la estructura rudimentaria del yo durante los primeros momentos de la vida (Pollock, 1993).

En el *Yo y el ello*, Freud (1923) señaló que la identificación primaria empieza en la prehistoria del individuo. Se trata de una identificación "directa, inmediata y anterior a toda carga de ese objeto". Sandler (1960) apunta que la identificación primaria es la fusión o confusión entre el *self* y el no *self*, cuando aún no existe diferenciación entre ambos. Grinberg (1985) dice que lo que Freud llama identificación primaria puede entenderse como una relación objetal muy arcaica, simbiótica e inmadura, donde la identificación proyectiva primitiva actúa como un mecanismo ejecutor. En cambio, la identificación secundaria permite el tránsito hacia identificaciones más maduras, mismas que requieren de una clara diferenciación del *self* y del objeto. Lo que fuimos comprendiendo Roberto y yo fue que ser Juan, su hermano, equivalía a poseer la mirada afectuosa y cálida de la madre. El deseo de la madre que viviera. Pero Juan se pasó seis meses inmovilizado dentro de una camisa de fuerza y todo esto ocurrió ante la presencia de Roberto que veía cómo le procuraban todo. Y al tenerlo en sesión, el discurso de Roberto aparece dicho desde una cama, amarrado, paralizado. No entra en contacto conmigo, aunque cumple con el encuadre, evita contarme lo cotidiano, traerme sueños, asociar. Y mis interpretaciones son como rascadas, que no lo calman, no atinan, es como si me dijera no, por aquí no, ráscame aquí abajito, de este otro lado. Al identificarse con Juan, Roberto quedó paralizado y parasitando a los otros, especialmente a su madre que se siente culpable por lo que le sucede.

La teoría psicoanalítica sustenta que la relación madre-bebé, así como el resto de identificaciones que se van acumulando en ella, es lo que se pone en acción en el momento de la situación analítica, específicamente con la persona del analista. Roberto repite conmigo la relación con su madre, yace en el diván como si estuviera en la cama inmóvil, habla poco, cuenta poco de su vida, me dice que no pasa nada, que no tiene memoria para recordar lo que hizo en la semana. Así como desde pequeño la mamá desesperada le puso tutores para que le enseñaran algo, se queda quieto conmigo esperando que le diga qué hacer, cómo cambiar su vida, cómo tener un mejor trabajo o una pareja. Yo le interpreto. Me llama la atención que no me enoja esta pasividad de Roberto, lo que me lleva a preguntarme, ¿qué daño le infligió esa madre que le permite tan plácidamente que la parasite?

Las personas significan sus emociones y sus creencias internas, a partir de la resonancia que tienen con su mundo externo en las relaciones con otros.

Winnicott (1971) nos dice que el niño mira el rostro de la madre y que en ella lo que ve es a sí mismo. Cuando la madre no puede devolver la mirada, el bebé mira y no se ve a sí mismo y su capacidad creadora se atrofia. Este fracaso materno puede llevar al infante a tratar de buscar significado en lo que mira hasta llegar a provocar una amenaza de caos, y la manera de mirar cambia pues ya no tiene como objetivo mirarse a sí mismo sino que se convierte en una defensa. Cuando la madre no responde, el espejo es algo que se mira y no algo dentro de lo cual se mira. Roberto fue un niño separado de su madre de golpe, cuando nació Juan sus padres no tenían mirada más que para su hijo enfermo. De repente, Roberto lo había perdido todo, de ser el chiquito inquieto, latoso, ocurrente, ya nadie podía mirarlo. Tal vez por eso la melancolía, la añoranza, de ahí que tenga que internarse en su habitación ¿será allí el espacio donde podrá evocar a la madre perdida?

Winnicott (1945) nos dice que el niño nace en un estado primario de no integración que lo llevará a la desintegración, y más tarde a la integración primaria. Este proceso de integración ocurre desde el nacimiento. Ser conocido, ser mirado por el Otro, significa sentirse integrado en el Otro, ser nombrado, cuidado, sentir que vive en su propio cuerpo. La desintegración o disociación ocurre cuando la integración es incompleta o parcial. Es a través de la mirada de la madre que el niño va a conocer el mundo externo, pero el intermediario en el conocimiento del mundo será la ilusión, la capacidad del niño de autocrear una realidad externa que tenga datos de la realidad provenientes de la madre y aspectos de su fantasía. Esta ilusión se encuentra en el marco de la experiencia transicional. En un primer momento, el objeto existe en función del deseo: cuando se le desea existe, y cuando ya no se necesita, desaparece. Cuando el niño está satisfecho el objeto está aniquilado. El espacio de la ilusión se produce cuando la madre brinda al niño la realidad externa de una manera comprensible para él, que tenga que ver con la satisfacción de sus necesidades. Continúa diciendo que en esta primera etapa la madre tiene dos formas de ser: tranquila y excitada, dos formas de ser que el bebé siente que no pueden provenir de la misma persona pues todavía no están claramente separadas en hechos y fantasías. La madre tranquila es la que puede mirar al bebé, la que lo calma y lo nutre; la madre excitada, en cambio, es la que si el bebé hablara pudiera decir que siente un agujero en donde antes había un cuerpo completo. A lo largo de sus escritos Winnicott (1971) explica que hay muchas maneras de expresar esta diferencia emocional del bebé y que la madre sabe cuando está siendo buena o mala con su hijo; ella es capaz de reconocer esto y también de reparar esta mirada vacía-agujero desempeñando su papel. El amor que la madre prodiga al niño cada día lo vuelve capaz de tolerar el agujero y es así como ocurre la culpa; es decir, mediante la integración del amor excitado y tranquilo, el amor y el odio. Así, el éxito del cuidado materno en el infante constituye la base de la fuerza del yo, mientras que el resultado de cada fracaso del cuidado materno consiste en que la continuidad de ser se ve interrumpida por reacciones a las consecuencias de ese fracaso, con un debilitamiento del yo. Winnicott (1945) sostiene que en los trastornos del carácter, es clara la presencia de este debilitamiento del yo y los diversos intentos del individuo para encararlo; no obstante, sólo una concepción verdadera de la etiología permite la recomposición del aspecto defensivo de este síntoma presentado, a partir de su origen en el fracaso ambiental. Eso se convierte en la tarea del analista cuando su paciente llega a consulta, buscar la etiología de su enfermedad para ir transformando la mirada interna del paciente por una que conlleve reconocimiento y todo lo que esto supone. Empezamos a pensar en Roberto paralizado, quejumbroso, inmóvil, anestesiándose con el alcohol cada fin de semana, odiando a sus padres, culpándolos rabiosamente de todo lo que le ha pasado. Esta rabia se dirige especialmente a las mujeres, todas le parecen iguales, ni feas ni bonitas. Iguales. Prefiere masturbarse que tener que cortejarlas y cuando finalmente está con alguna busca la manera de maltratarla. Y por otro lado, lo vemos tratando de aprovecharse de esa culpa parental, parasitándolos. ¿Es cada venganza un acto dedicado a la madre por esa mirada vacía que yace dentro de Roberto? ¿Es así como repite Roberto el deseo inconsciente de estar enfermo para parasitarme y hacerme sentir culpable de no poderlo ayudar? La mirada vacía de la madre está en Roberto ahora, es parte de un objeto internalizado con el que intenta destruir a quien se acerca a él.

Dolto (1983) nos dice que los dados están cargados a lo largo de la infancia. La persona interioriza el código de su relación con la madre, se ama a sí mismo como es amado por otro y eso es lo que buscará encontrar en su vida, algo que le recuerde esta relación. Afirma que la relación con la madre y con los demás permite que se nutra la función simbólica con la que nace el niño. Para que ocurra un intercambio simbólico real entre la madre y el infante se requiere de una madre que facilite este proceso, que lo atienda y responda a su deseo. Una madre cariñosa que le habla a su bebé, que le canta, que lo acaricia, que se comunica emocionalmente con él. Alguien que interprete su llanto y lo comprenda, él llama y la madre responde o no a ese llamado, y eso es lo que quedará en su memoria. Y eso es lo que lleva a la relación con el otro. También nos dice que en la vida adulta esta forma de relación primaria tendrá consecuencias. Hay bebés que necesitan más del lenguaje emocional de la madre, mientras que otros pueden vivir en ausencia de éste. Aquellos que no pueden vivir, que no soportan estar confinados a esa soledad que les puede provocar estar con una madre que no se comunica emocionalmente, pueden sufrir de trastornos somáticos. La relación interiorizada tiene sus consecuencias en la vida adulta y ese juego del deseo entre Roberto y su madre sufrió fallas importantes. *Roberto es un hombre que le duele el cuerpo, le molesta el sol en sus ojos, se siente cansado y arrastra los pies cuando camina. Prefiere estar en casa, se cansa de estar en la calle. Recientemente pudo asociar que pensar en la posibilidad de tener un trabajo mejor remunerado fue suficiente para postrarlo en cama. El deseo inconsciente más intenso de Roberto es parasitar a la madre para nunca separarse de ella y ahora lo repite conmigo pues con ese trabajo no puede venir más veces a la semana a tratamiento.*

La mirada de la analista

Freud en su artículo *Recordar, repetir y elaborar* (1914) afirma que el paciente que llega a análisis inicia la relación terapéutica con la repetición, y es en esta compulsión a repetir que encontramos lo reprimido, mismo que tendrá que ser elaborado a lo largo del análisis. Y dice sobre el paciente, "*repite todo cuanto desde las fuentes de su reprimido ya se ha abierto paso hasta su ser manifiesto: sus inhibiciones y actitudes inviables, sus rasgos patológicos de carácter. Y, además, durante el tratamiento repite todos sus síntomas*" (1914, p. 153). Repite sus vínculos, lo traumático, sus rasgos caracterológicos, repite lo que no puede recordar. Y a partir de esta repetición podremos ir haciendo la reconstrucción histórica de nuestro paciente y darnos cuenta cómo fue mirado por su madre y cómo el analista a partir de esta comprensión intentará brindarle a su paciente una mirada comprensiva y empática, atinada a sus necesidades y que pueda ir construyendo internamente una forma nueva de ser mirado. Freud (1912) usa la metáfora del espejo para compararlo con el analista, cuando dice que tiene que ser como un espejo y que lo único que debe devolver es lo que se le presenta. Un espejo muestra lo que tiene que ser visto, lo que uno teme, lo que uno desea ver. Ogden (1994) afirma que con la escucha, mediante el lenguaje se crea un tercer sujeto que es la esencia de la experiencia analítica. Ese tercero analítico es una creación del paciente y el analista que no es vivido por cada uno de manera idéntica como tampoco es idéntico el rostro que se refleja en el espejo. Así, la transferencia y la contratransferencia se reflejan pero no son idénticas. El analista le da sentido y voz al pasado del analizado no sólo porque escucha sus experiencias, sino porque crea las experiencias que escucha. Se crea así una nueva realidad de la experiencia del pasado del paciente.

Con las interpretaciones el analista intenta darle al paciente un referente histórico, construir un símbolo, un representante del que él carece. No sabemos si la hipótesis de trabajo con Roberto es cierta o falsa, que la suposición sobre la identificación sea completamente certera. No sé siquiera si esto sea lo más importante para ayudarle a Roberto. Es simplemente un modelo de pensamiento donde la historia y las cosas significan, donde el pasado puede quedar unido al presente, el adentro con el afuera, la piel con la emoción, las palabras con el significado.

Resumen

El presente trabajo trata sobre la relación entre la mirada de la madre y la mirada del analista dentro de la situación analítica. La hipótesis central es que la mirada del analista le permite al paciente ir reconstruyendo su antigua historia de amor (Kristeva, 1996), aunque esta vez lo hará de manera distinta. Para que esta premisa tenga efecto, es preciso que el analista ofrezca al paciente una mirada capaz de resistir que este último, le transfiera su relación con la madre. Es en esta relación transferencia-contratransferencia dentro del espacio terapéutico en donde el cambio de historia de amor opera. La mirada es entonces una metáfora de lo que ocurre entre el paciente y el analista, es una experiencia clínica del contacto entre dos mentes, y de lo que se crea a partir de este encuentro. Es una metáfora que parte de un hecho concreto de la realidad: la mirada fáctica de la madre, que desde ese momento adquiere un significado simbólico en la psique de la persona y que el analista capta cuando el paciente llega a tratamiento. El paciente busca reproducir la manera en que fue mirado por su madre, el analista busca interpretarle para que esa repetición no opere, simplemente se comprenda. La teoría psicoanalítica sustenta que esta incipiente relación, así como el resto de identificaciones que se van acumulando en ella, es lo que se pone en acción en el momento de la situación analítica, específicamente con la persona del analista; y es en el espacio terapéutico donde se transforma la historia de amor del paciente. Para ejemplificarlo, se presenta un caso clínico que permita mostrar la búsqueda de la repetición de la mirada materna en el vínculo con el analista.

Palabras clave: mirada, relación paciente-analista, transferencia-contratransferencia

Summary

This paper focuses on the relationship between the mothers' and the analysts' gaze, within the analytical situation. The central hypothesis is that the analysts' gaze allows the patient to gradually reconstruct his old love story, even though this time he will do it in a different manner. In order for this premise to function, it is imperative that the analyst offers the patient a perspective that is capable of preventing that the later will transfer to the former his relationship with his mother. It is in this transference-countertransference within the therapeutic space in which the change in the love history operates. The look is therefore a metaphor of what transpires between the patient and the analyst, that is, a clinical experience of the contact between two minds, and what is created from that encounter. It is a metaphor that springs from a concrete fact of reality, the actual look of the mother, which from that moment acquires a symbolic meaning in the persons' psyche, which in turn, is grasped by the analyst when the patient begins his treatment. The patient tries to reproduce the manner in which he was seen by his mother, the analyst on her part, tries to interpret him in order for that reproduction not occurring and instead be understood. Psychoanalytical theory holds that this incipient relationship, as well as the other identifications that attach to it, is what is activated in the moment of the analytical situation, specifically with the analyst, and it is in the therapeutic space where the patients' love story is transformed. To exemplify this, a clinical case is presented that makes it possible to show the search for the repetition of the gaze of the mother in the bond with the analyst.

Key words: gaze, analyst-patient relationship, transference-countertransference

Bibliografía

BEEBE, B. y STERN, D. (1977). Engagement-disengagement and early object experiences. En *Communicative Structures and Psychic Structures*, N. Freedman y S. Grand (eds.). Nueva York: Plenum. pp. 35-55.

BENJAMIN, J. (1990). Recognition and destruction: an outline of intersubjectivity. En *Relational Psychoanalysism*, 1999, Mitchell, S. y Aron, L. (eds.). pp. 181-210

DOLTO, F. (1983). *En el juego del deseo*. México: Siglo XXI, pp. 254-311.

FIELD, T., HEALY, B., GOLDSTEIN, S., PERRY, D., BENDELL, D., SCHANBERG, S., SIMMERMAN, E. & KUHN, O. (1988). Infants of depressed mothers show 'depressed' behavior even with nondepressed adults. *Child Devel*, 59: 1569-1579.

FREUD, S. (1912). Sobre la más generalizada degradación de la vida amorosa. Vol. XI. En *Obras Completas*. Buenos Aires: Amorrortu.

FREUD, S. (1914). Recordar, repetir, elaborar. En *Obras completas*. Buenos Aires: Amorrortu. Vol. XII.

FREUD, S. (1923). El yo y el ello. En *Obras completas*. Buenos Aires: Amorrortu. Vol. XIX.

GRINBERG, L. (1985). *Teoría de la identificación*. Madrid: Julián Yébenes Editores.

KRISTEVA J. (1996), *Al comienzo era el amor.* Barcelona: Gedisa.

MITCHELL, H. (1988). *Relational concepts in psychoanalysis*. Londres: Harvard University Press.

MODELL, A. (1984). *Psychoanalysis in a New Context*. New York: International Universities Press.

OGDEN, T. (1994). *Subjects of analysis*. Londres: Jason Aronson.

POLLOCK, G.H. (1993). *Pivotal Papers on Identification*. Madison Connecticut: International Universities Press.

SANDLER, J. (1960). *On the concept of the superego*. *The Psychoanalytic Study of the Child.* XV Nueva York: Int. Univ. Press.

TRONICK, E. (1989). Emotions and emotional communication in infants. *Amer Psychol,* 44: 112-119.

WINNICOTT, D.W. (1945). Primitive Emotional Development. En *Collected Papers: Through Pediatrics to Psycho-Analysis.* Londres: Travistock Publications.

WINNICOTT, D.W. (1971). Papel de espejo de la madre y la familia en el desarrollo del niño. En *Realidad y juego*. Barcelona: Gedisa, 1997.

Amor y pasiones de vida y muerte

Raquel Tawil Klein[1]

Amores sublimes, amores locos, pasiones desenfrenadas. ¿Qué las matiza? ¿Qué les da su tinte y textura? Este trabajo surge de la inquietud de penetrar el misterio que encierran el enamoramiento, el amor, y la pasión. Emociones propiamente humanas que han intrigado a poetas, escritores, filósofos y humanistas que a lo largo de los tiempos, han intentado asir la tesitura de estos estados emocionales profundos y enigmáticos. ¿Cómo surge el amor? ¿Qué sucede en el enamoramiento que arrasa con el juicio y abole toda voluntad? ¿Hay quien tiene mayor capacidad amorosa? ¿La pasión es propia de todo ser? Y un aspecto que se plantea es: ¿Podemos hablar de una pasión de vida y una de muerte?

Raíces del amor y de las pasiones de vida y muerte

El amor es un eterno insatisfecho dice Ortega y Gasset (1964). Siempre en estado de necesidad.

Ya Freud señaló en el Proyecto.... (1895) que a partir de la primera huella de la vivencia de satisfacción, estamos en estado deseante, condenados a repetir una y otra vez el infructuoso camino hacia la posibilidad del encuentro con el objeto perdido; recorriendo la vía del deseo hacia una satisfacción imposible.

Javier Villaurrutia nos dice:

Mi amor por ti ¡no murió!
Sigue viviendo en la fría,
ignorada galería
que en mi corazón cavó.

[1] Socio Titular de la Asociación Psicoanalítica Mexicana.

Por ella desciendo y no
encontraré la salida,
pues será toda mi vida
esta angustia de buscarte
a ciegas, con la escondida
certidumbre de no hallarte
(Javier Villaurrutia, Décimas de Nuestro Amor, 1953)

En el primer encuentro con la madre, el ser humano establece una relación de objeto de tipo pasional, este objeto es al mismo tiempo objeto de necesidad y de placer y la relación es de absoluta dependencia. Si durante las etapas primarias se dio un gran investimento libidinal o si por el contrario la carencia de relación pulsional fue excesiva, esto marcará la cualidad de nuestros vínculos afectivos y abrirá el camino hacia la capacidad de amar, o por el contrario, llevará al establecimiento de relaciones de carencia.

Más adelante, cuando en el enamoramiento se da un encuentro con un otro, se produce un desequilibrio pulsional, por todos los cambios catécticos en cuanto a modificaciones en el ideal del yo, depositaciones, que provocan una regresión a etapas pregenitales (Alvarez y Guraieb, 1997). Con el paso del tiempo se va dando una estructuración del aparato psíquico y entonces puede abrirse paso la capacidad afectiva que dará pie al amor.

No sucede así en los estados pasionales en donde continúa la regresión y el desequilibrio psíquico, que es lo que le da su tinte particular.

El apasionado establece relaciones de objeto pregenitales, de objeto parcial donde el otro es vivido sólo como satisfactor de necesidades; es una relación de dependencia al mismo tiempo que esclaviza al objeto con sus demandas, porque necesita disponer de él en forma absoluta para evitar los sentimientos de desintegración. En cambio, experiencias buenas internalizadas que en su momento atemperaron el mundo interno persecutor, dan cabida a relaciones de amor con predominio genital, sin que la pérdida del objeto genere tanta angustia ni amenace con el aniquilamiento. En estas relaciones el objeto es percibido de una manera más realista, se respeta su individualidad, su libertad, su derecho al investimento libidinal fuera de la diada y se le ama por sí mismo, no por lo que pueda proveer. Esto es el amor.

Por eso en el amor los afectos son más reposados que en los estados pasionales, no se tiene la inquietud de estar rayando en la frontera entre la vida y la muerte, que dan matices tan abruptos y desmedidos a los estados de pasión.

El planteamiento de este trabajo es que tanto en el enamoramiento como en las relaciones pasionales, el vínculo que se establece es de orden narcisista y pueden generarse relaciones de carácter erótico o tanático. Podemos decir que existen pasiones de vida y pasiones de muerte. Las primeras son propias de todo enamoramiento que tiende a desembocar en amor, y están caracterizadas por ser un investimento de tipo erótico que lleva al crecimiento y a la creatividad ¿qué mayor impulso de vida si este estado da nacimiento al amor? Aquí también se incluyen la pasión por crear, por desarrollar alguna actividad, es decir, pasiones componentes de Eros.

En cambio, las pasiones de muerte son estados que tienen un matiz destructivo incluso desde la fase de enamoramiento, a diferencia de las pasiones de vida, nunca alcanzan el estado calmo y libertario del amor, sino que muestra su matiz abrupto y destructivo, incluso hasta llegar a la muerte.

¿Qué marca esta diferencia? ¿Cómo es que Tánatos penetra en este vínculo? Aulagnier (2004) dice que los sujetos pasionales presentan una "patología particular de las catectizaciones" (pág. 216). La fusión pulsional entre Eros y Tánatos sólo se da cuando Eros encuentra objetos para catectizar, de no ser así, se deja libre la vía a Tánatos. Cuando se catectiza al objeto de la pasión, existe la fantasía de esta fusión instintiva, ilusión que dura poco porque esta amalgama siempre está presta a romperse y finalmente Tánatos triunfa. Aulagnier plantea entonces que hay sujetos más proclives a desarrollar relaciones pasionales revestidas de pulsión de muerte que otros.

Por otro lado, Green (2001) considera que la locura está en el corazón del deseo humano, es constitutiva del hombre. Señala que: "Si Eros-pulsiones de vida- engloba el amor y sexualidad y se piensa que el amor tiene una dimensión loca, entonces todas las manifestaciones adolecen de un potencial de locura" (pág. 229). Eros tiene una esencia intrínsecamente loca, un polo de pasión ciega aún en el sujeto normal.

Pero tenemos que considerar que hay de locuras a locuras, hay amores muy locos y otros que no lo son tanto. No todos los apasionados pierden la capacidad de pensamiento y voluntad con la misma intensidad. Tal vez podríamos explicar esta diferencia a partir del concepto bioniano de personalidad psicótica esa forma de funcionamiento mental, propia de todo ser humano, y que se caracteriza por la falta de tolerancia a la frustración, el predominio de impulsos destructivos y la incapacidad para modular las pugnas instintivas. Se manifiesta como un odio a la realidad interna y externa y a las partes de la personalidad que hacen posible la prueba de realidad y el funcionamiento de la conciencia, además de que matiza las relaciones objetales dándoles un carácter precipitado y prematuro (Bion, 1966).

¿No da la impresión de que estamos hablando de los estados pasionales tanáticos? ¿Podemos pensar que aquellos apasionados que establecen vínculos destructivos son más proclives a emplear esta forma de funcionamiento mental que se desprende de la parte psicótica de su personalidad?

Ortega y Gasset (1964) nos dice: "La persona fácil al mecanismo de la obsesión, o de estructura simple y árida convertirá en pasión, en manía, todo germen de sentimiento que en ella carga (...) podemos hallar en el amor el síntoma más decisivo de lo que una persona es" (pág. 51).

Yo diría que la cualidad de nuestras carencias nos lleva a la calidad de nuestros amores

Enamoramiento

Todo en ella encantaba, todo en ella atraía:
su mirada, su gesto, su sonrisa, su andar...
El ingenio de Francia de su boca fluía.
Era llena de gracia como el Avemaría:
¡quien la vió no la pudo ya jamás olvidar!
(Amado Nervo. Gratia Plena, 1972)

En el enamoramiento Eros apunta con sus flechas y deja al otro cautivo. Este flechazo fascina instantáneamente, es encantamiento casi mágico. El enamoramiento, ese estado naciente (Alberoni, 1991) puede ser el preámbulo del amor o simplemente su quimera. Se asemeja a un estado psicótico transitorio en que se pierde el contacto con la realidad. La alucinación temporaria que el otro despierta, nos pone en contacto con la locura. Hay un desequilibrio físico y psíquico. Sentimos que nuestros procesos corporales se aceleran, surge taquicardia, sudoración, un exceso de descarga de adrenalina y emociones profundas enraizadas en lo corporal. Como en los estados de locura, se trastocan los sistemas perceptivos: vemos al amado moverse en cámara lenta, el tiempo pierde su ritmo, incluso desaparece, y nuestra capacidad racional se anula. Qué mejor que nuestros pensadores para referirse a este estado:

Roland Barthes (2001) en *Fragmentos de un discurso amoroso* nos dice: "El flechazo es una hipnosis: soy fascinado por una imagen: primero sacudido, electrizado, mudado, trastornado, "torpedeado" (.....) a continuación engañado, apabullado, inmovilizado, con la nariz pegada a la imagen (al espejo)" (pág. 206). ¿Querrá decirnos que el enamoramiento es siempre narcisista? Así es, es sed de completud, investimos al objeto con aquello que nos falta.

El amado siente inquietud ante la lejanía de la amada y un sentimiento de completud, de totalidad, ante su presencia. ¿Cómo es que se da esta atracción amorosa, inmediata? Más allá de los modelos de elección de objeto freudianos, desde el campo de la literatura me gustaría citar a André Breton (2003) que en su libro *El Amor Loco*, habla del azar objetivo, "una forma de necesidad exterior que se abre camino en el inconsciente humano" (pág. 178) y que crea un espacio imantado en que los amantes se juntan y se separan, no se buscan: se encuentran. El azar es para Breton (2003) el encuentro de una causalidad externa y de una finalidad interna; en este azar hay cierta elección, es la reconciliación entre la realidad y el deseo.

El enamoramiento es pasión erótica, lleva al crecimiento y a la vida. Grandes creaciones de la humanidad se han hecho bajo este signo erótico de la pasión. ¿Qué hubiera sido de Dante sin su Beatriz? ¿O del Quijote sin Dulcinea?

Freud en varios de sus escritos sobre el enamoramiento lo asocia con los estados de locura. En *Complemento metapsicológico a la doctrina de los sueños* (Freud, 1917) lo equipara al duelo, al estado del dormir y al fenómeno del soñar, considerándolas como afecciones patológicas normales. En *El malestar de la cultura* (Freud, 1930) menciona que si bien el estado de enamoramiento no puede considerarse enfermizo, los límites entre el yo y el objeto tienden a desvanecerse, y en *Tótem y tabú* (Freud, 1912) se refiere a los estados de enamoramiento como arquetipos normales de la psicosis.

Y es así, el enamoramiento raya en la locura. Es algo que se posesiona del sujeto en forma inmediata, compulsiva, un estado de exaltación, de sentimientos oceánicos que anula la capacidad cognitiva. No en vano se dice que el amor es ciego y la locura siempre lo acompaña.

Freud da cuenta del estado de carencia de volición y sometimiento que se presenta en el enamoramiento. Es tal la influencia del objeto sobre el enamorado que lo equiparó a los estados de hipnosis. En *Psicología de las masas...* (Freud, 1921) refiere que en ambos estados se da "la misma situación humillada, igual obediencia y falta de crítica (...) la misma absorción de la propia iniciativa" (pág. 108).

También da cuenta de ese matiz loco que produce un falseamiento del juicio de realidad y considera que en esto la idealización juega un papel importante.

En el enamoramiento "El objeto es tratado como el yo propio y por eso en el enamoramiento afluye al objeto una medida mayor de libido narcisista" (Freud 1921, pág.106). El ideal del yo se coloca en el objeto, entonces el yo resigna cada vez más todo reclamo, se empobrece, mientras que el objeto se hace más grandioso y valioso. El objeto ha devorado al yo.

Y es así, se da un vaciamiento que nos hace parecer atolondrados, sin capacidad volitiva y concentrados únicamente en el objeto amoroso; no en balde Ortega y Gasset (1964) refiere que "el enamoramiento es un estado de miseria mental en que la vida de nuestra conciencia se estrecha, empobrece y paraliza. Es un estado de angostura mental, de angina psíquica" (pág. 97). En esa "entrega" del yo al objeto, el sujeto se pierde a sí mismo, la realidad se perturba y la idealización tergiversa la realidad.

Skakespeare (1951) conocedor de las pasiones humanas nos habla de estos estados:

Mi amor es como una fiebre, siempre alargando lo que entretiene más largamente la dolencia;
nútrese de lo que hace durar el mal, para complacer a su apetito, enfermizo e indeterminado.
(....) Privado de cura, estoy ya privado del auxilio de la razón, y mi demencia ha franqueado todos los límites, mis pensamientos y mis discursos son los de un insensato y se apartan locamente de la verdad.
Pues he jurado que eres blanca y creído que eras resplandeciente, tú, tan negra como el infierno
Y tan oscura como la noche.

(William Shakespeare. Soneto CXLVII, 1951)

También desde la literatura, Stendhal (1955) da cuenta de esta característica del amor: En su tratado *"Del Amor"* se refiere a éste como un error: cuando estamos enamorados, a partir de un "fenómeno de cristalización" nuestra imaginación proyecta sobre la persona amada inexistentes perfecciones; un día la fantasmagoría se desvanece y con ella el amor muere.

La idealización produce la fantasía de perfección del objeto amado, se instaura en la dinámica de la pareja la fase de *Luna de Miel* (Lemaire, 1986) en donde el otro es el prototipo de todas las perfecciones y cualquier elemento agresivo con respecto a éste es inexistente. Todo es perdón y aceptación. Podríamos explicar esto a partir de procesos de escisión e idealización propios de esta fase. La escisión provoca la proyección de las pulsiones agresivas fuera de la pareja, constituyéndose así objetos externos de los que la misma ha de aislarse en una actitud de estar "solos en el mundo" (Lemaire, 1986) y la idealización oculta la ambivalencia que es propia de toda relación humana. Así, la crítica no tiene sentido entre los componentes de la pareja porque los defectos y debilidades del compañero son negados, además de que se rechaza cualquier percepción que vaya en contra del papel idealizado del otro.

Aquí entonces, pareciera que la falta, la carencia, la búsqueda del Andrógino terminara y que la necesidad de ser colmado fuera satisfecha. El objeto es el espejo que nos refleja y nos provee de completud.

La capacidad para enamorarse se adquiere a lo largo de la vida, con base en la calidad de nuestras relaciones de objeto, y de acuerdo a Kernberg (1988) es una capacidad que no todos los sujetos logran. Se requiere de la evolución exitosa de dos etapas del desarrollo: la capacidad temprana de estimulación sensual de las zonas erógenas, principalmente el erotismo oral y cutáneo, que se integra con la capacidad de establecer relaciones objetales totales, y por otro lado, la incorporación de goce genital al erotismo de la superficie genital, en el marco de una relación objetal total, incluyendo una identificación sexual complementaria.

Describe una secuencia de configuraciones relacionadas con la capacidad de enamorarse y de mantener vínculos amorosos duraderos.

Los sujetos con mayor incapacidad para establecer relaciones amorosas serían los pacientes con estructura narcisista de personalidad que presentan total incapacidad para combinar vínculos de genitalidad y ternura con otro. Continúan en la secuencia los casos relativamente más benignos de estructura narcisista en que esta incapacidad no es muy aparente porque se disfraza de promiscuidad y de impaciencia ante la lejanía del objeto. Se relacionan sólo con objetos considerados valiosos, con quienes establecen relaciones de explotación, acabando finalmente por devaluarlos y abandonarlos.

La siguiente modalidad vincular en esta secuencia, la representan aquellos sujetos que establecen un tipo de enamoramiento intenso en donde prevalece una forma primitiva de idealización. Este tipo de relación es propia de personalidades fronterizas. Se aferran con desesperación al objeto idealizado, mismo que no es percibido en forma realista debido al monto de proyecciones de que es objeto, y su ausencia es vivida como "una cita con la muerte" (Masterson, 1975). A diferencia de los dos tipos de pacientes narcisistas mencionados anteriormente, estos sujetos presentan una cierta capacidad de placer sexual.

La cuarta configuración la representan sujetos que pueden establecer relaciones objetales estables y profundas pero que no alcanzan plena gratificación sexual, como es el caso de las patologías neuróticas, y por último están los sujetos que alcanzan la integración entre genitalidad y ternura acompañada de la profundidad de las relaciones de amor estables.

Finalmente en el enamoramiento desaparece el deslumbramiento como llama que languidece y puede tornarse hacia un amor apacible y duradero, continuar su curso hacia una pasión de muerte o simplemente morir. Cuando la llama ardiente pierde sus tonos rojizos, pero aún da calor, se convierte en amor, siempre y cuando la pareja pueda ir elaborando las decepciones del desencuentro.

La pasión

...Y no podía vivir sin él...¡Con qué dolor se entenebreció mi corazón! Cuanto miraba era muerte para mí...Y cuanto había comunicado con él, se me volvía sin él crudelísimo suplicio...Me había hecho a mi mismo un gran lío y preguntaba a mi alma porqué estaba triste y me conturbaba tanto y no sabía responderme.

(San Agustín, Confesiones, libro IV, cap.4. En: Caruso, 1988).

Ortega y Gasset (1964) considera a la pasión como una forma inferior del amor, un estado patológico que "implica una defectuosidad del alma". (Pág. 51).

En la pasión, con su tinte de locura, se pierde la moderación y surge el exceso que desborda el límite.

La pasión es opacidad de pensamiento, arranque impulsivo revestido de destructividad. Es fuego que arrasa sin cuestionar. Al principio engaña por su calor, pero finalmente es catástrofe que inunda al yo y al otro.

Roland Barthes (2001) habla de la catástrofe amorosa como una crisis violenta donde el sujeto experimenta la situación amorosa como un atolladero definitivo, del que no podrá jamás salir, conduciéndolo a una destrucción total de sí mismo.

Nos dice: "Hay dos regímenes de desesperación: la desesperación lenta, (....) y la desesperación violenta: un día, después de no sé que incidente, me encierro en mi habitación y rompo en sollozos: me lleva una ola poderosa asfixiado de dolor; todo mi cuerpo se resiste y se revuelve: veo, como en un relámpago claro y frío, la destrucción a la que estoy condenado: (....). Es puro como una catástrofe: "¡Estoy perdido!" (pág. 54).

La pasión es primitiva, es lo pulsional en bruto. Es incapacidad de frontera, vorágine exenta de pensamiento, violencia disfrazada de presencia, ausencia que mata.

Pongo en tus manos dagas y sortijas,
convierto tus ausencias en infidelidades,
en ansia irresistible tus retornos.
Cada silencio tuyo es aguda lanzada,
cada palabra como un afán que acude,
más no te vanaglories: sólo es mío el orgullo
si te logré tan cruel y tan querido....

(Ana Rossetti. Misterios de Pasión, 1985)

Freud no habló expresamente de los estados pasionales, pero si se refirió a aspectos de la pasión en el enamoramiento, enclavándolos como remanentes de la vida infantil. En *Tres ensayos...* (Freud, 1905) señala: "Innumerables particularidades de la vida amorosa de los seres humanos, así como el carácter compulsivo del enamoramiento mismo, solo puede comprenderse por referencia a la infancia y como efectos residuales de ella" (pág.208).

El apasionado sufre la pasión, ésta lo desprovee y lo domina, lo aliena. El término pasión está asociado a placer, pero también a padecimiento. La pasión es pasividad, es una irrupción afectiva violenta que arremete contra toda razón.

El estado pasional refleja el temprano vínculo entre la madre y el hijo, en donde el objeto es único e irremplazable. Así, la pasión amorosa es un intento de recuperar el objeto perdido, cuyo reencuentro es imposible aunque el apasionado crea siempre encontrarlo en otro que se vuelve entonces imprescindible.

¿Dónde te has ido, amor mío?
Que el resplandor de tus ojos brillantes
ya no quieren ver en mi interior
traspasándome con ese algo inexplicable
y con esa tu mirada triste
y tan llena de ternura

Ahora te has ido,
por ese camino tan espinoso

como el mío,
y como yo,
vas buscando lo siempre anhelado
aunque algunas veces has caído
desesperanzado.
goteando la sangre de tu amor interno
que al no poderlo brindar con dulzura
escapa de tus anhelos,
en un torrente de amargura,
mientras esa esperanza
que agonizaba en tu infinito
vuelve a iluminarse con premura.
(Raquel Tawil, Nuevamente, 1972)

En la pasión se da un desborde de libido sobre el objeto, por eso implica un vínculo urgente, excesivo, desmesurado; se vuelve incontrolable, es acción. Si el amor da cabida a la otredad, en la pasión la otredad significa aniquilamiento. "En la ausencia amorosa, soy, tristemente, una imagen desapegada que se seca, se amarillea, se encoge" (Barthes, 2001, pág. 47) Y si el amor es libertad, en la pasión, como dice Bataille (1997) la libertad que existe frente al ser amado, es violencia, es angustia.

El objeto de la pasión es un objeto no sustituible, un objeto necesario porque responde a un deseo que se ha convertido en necesidad, y como tal se hace indispensable para la sobrevivencia del sujeto apasionado. Esta imposibilidad de desprendimiento lleva a la adicción –recordemos la sexualidad adictiva de McDougall (1982) y también a la simbiosis; sujetos con dificultades en su proceso de separación-individuación (Mahler, 1975) ya que para que la simbiosis se supere debe haber una independencia del objeto a partir de una representación psíquica, de la que el sujeto apasionado carece. Por eso la lejanía del objeto la vive como una catástrofe, remite a pérdidas anteriores.

En este sentido, si bien para todo ser, la separación es una amenaza para la vida porque es catástrofe para el yo, y se acompaña de una angustia de muerte más o menos reprimida (Caruso, 1988) en estos sujetos, toma matices exagerados.

Para Aulagnier (2004) la pasión es una relación de asimetría entre un sujeto dominante, que tiene el poder de la relación y otro sujeto sufriente. Aquél que es objeto de la pasión se siente con un gran poder porque se constituye en fuente tanto de placer como de sufrimiento, transformándose entonces no sólo en objeto de placer sino también de necesidad. El otro adquiere las características del yo ideal y el sujeto apasionado anhela fusionarse con él buscando un estado de completud, que simplemente es ilusorio. Constituye una fantasía de recuperación del objeto perdido. Para Aulagnier toda pasión constituye una adicción y conlleva una incapacidad de elaboración de duelo.

Puede decirse que los sujetos apasionados sólo pueden relacionarse a partir de la pulsión tanática, tienden a la fusión, a la pérdida de límites, no tienen tolerancia a la frustración de no poder acceder al objeto de su pasión inmediatamente, mostrando total incapacidad de demora, y la ausencia del objeto los enfrenta con una sensación de desintegración y muerte.

Amor

"El amor es ceremonia y rito, es la metáfora final de la sexualidad", nos dice Octavio Paz (1993) "su piedra de fundación es la libertad: el misterio de la persona" (pág. 32).

Sólo aquel que otorga libertad, ama, porque el amor es cercanía y desprendimiento, unión sin perder los límites, lejanía sin rozar la angustia. El amor se alimenta de la unión separación, de la alegría y el sufrimiento. Amar es una puesta en libertad del ser amado.

El amor es sufrimiento cuando se desea y se carece, y cuando hay ausencia, es herida que cicatriza.

La persona amada es única, el amor es apego a sólo una persona. Roland Barthes (2001) dice:

"Encuentro en mi vida millones de cuerpos; de esos millones puedo desear centenares; pero, de esos centenares, no amo sino uno. El otro del que estoy enamorado me designa la especificidad de mi deseo" (pág. 27).

Amar es completud, se ama a la persona entera, no su alma, no su cuerpo, se ama a toda ella. Es entrega, renunciamiento en bien del otro. El amor es espera, los poetas provenzales hablaban de una misteriosa exaltación física y espiritual que llamaban Yoi, estado de felicidad indefinible, de deseo carnal, refinado por la demora y la mesura (Paz, 2004).

El amor es un torneo de noblezas. El que ama es dadivoso, tiende a la entrega, porque el amor es alegría que se comparte, complacencia mutua, es creación.

El que ama lo hace por incompletud, somos seres inacabados en busca de totalidad. Recordemos el mito del Andrógino en su perenne búsqueda de la otra mitad.

El amor se modula, se transforma así como transforma a los amantes. Está en continuo estado de creatividad.

El amor es unión, es la comunión de los cuerpos más allá de sí mismos, como dice Bataille (1997).

Eres. Entonces eres y te buscaba entonces
Eres labios de beso, fruta de sueños, todo.
Estás, eres y te amo! Te llamo y me respondes!
Luminaria de luna sobre los campos solos
Flor mía, flor de mi alma, qué más para esta vida!
(Pablo Neruda. El Hondero Entusiasta, 1973).

Para Freud, el amor es "la relación del yo con sus fuentes de placer" (1915) Esta fuente puede ser autoerótica si el objeto de la pasión es el propio cuerpo; narcisista, si es el propio yo, y objetal si se trata de un otro. Recordemos que la pulsión sexual va evolucionando desde el autoerotismo al amor objetal y se da desde el primer vínculo amoroso: "el mamar del niño es paradigma del amor posterior" (Freud, 1905).

Considera que el grado de enamoramiento puede medirse a partir de la presencia de pulsiones directas y de meta inhibida, estas últimas, las pulsiones tiernas, resultan de la sublimación de las pulsiones sexuales incestuosas dirigidas al objeto de amor infantil.

Las pulsiones de meta sexual directa, son efímeras, pierden su energía tras de su satisfacción; en cambio, las pulsiones sexuales de meta inhibida, crean ligazones duraderas y garantizan un amor verdadero y perdurable.

¿Cómo se elige el objeto de amor? Para Freud, existen dos caminos: el que se realiza por apuntalamiento en los modelos de la infancia temprana, y aquel con un desenlace más patológico, que se realiza bajo una base narcisista, en donde se busca al yo propio y se reencuentra en otros. No hay que olvidar que para Freud "el hallazgo de objeto es propiamente un reencuentro" (1905, pág. 203).

Amor, desnudo amor que haces regreso
en otro cuerpo de distinto aroma,
pero siempre el amor, amor eterno
adolescente amor, inmadurable.
Reconozco en la luz de tus locuras

Los mismos astros, la ternura misma
el ave tierna de imbesados labios
y vuelvo a comenzar lo inacabado.
(El mismo amor, Elías Nandino, 1972)

Aulagnier (2004) dice que amamos a otro porque depositamos en este una "catexia privilegiada". El amor implica una relación de simetría, la pareja está comprometida uno con el otro, y se reconocen ambos como proveedores tanto de placer como de sufrimiento. Para el que ama, en la ausencia hay esperanza de retorno.

Conclusiones

El enamoramiento es un estado narcisista y pasional que puede dar paso al amor, a la pasión o simplemente morir. Puede tener un tinte erótico pero también tanático que es cuando desencadena en esos amores locos, pasionales y devastadores.

Hay diferentes formas de estar enamorado y también de locuacidad. Así podemos hablar de pasiones de vida y de muerte.

Trátese de que el sujeto apasionado presente una patología de las catectizaciones (Aulagnier, 2004) manifieste sus "locuras privadas" (Green, 2001) o su funcionamiento mental obedezca a la parte psicótica de la personalidad (Bion, 1966) lo cierto es que no todos los sujetos viven sus pasiones de la misma manera.

El estado de enamoramiento es un estado pasional transitorio que se diferencia de la pasión patológica entre otras cosas porque se maneja más a nivel del imaginario, de la fantasía, el de la pasión en el nivel de la acción; el enamorado sueña, el apasionado actúa; en el primero hay resignación en el segundo no hay capacidad de duelo.

El estado amoroso difiere mucho de los estados pasionales:

En el amor se hace posible la relación con el amado sin cambiar la constitución básica de la identidad. Existe en el encuentro amoroso la capacidad de perderse regresivamente y poder delimitar los límites después; en el amor, se preservan las funciones yoicas, así como también la posibilidad de discriminar entre realidad y fantasía, entre el yo y el otro.

En cambio en los estados pasionales, hay una pérdida de límites yoicos con tendencia a la fusión, todo se concentra en el objeto de la pasión. Por otro lado, las funciones yoicas se debilitan, prevaleciendo el pensamiento primario con pérdida de prueba de realidad.

En cuanto a la calidad del vínculo, en el amor es genital, se concede al objeto una existencia más allá de la propia necesidad, mientras que en la pasión se establecen vínculos pregenitales caracterizados por una fusión regresiva que recrea una relación primitiva en donde sólo existe la urgencia, la desmesura y la autosatisfacción.

Por eso podemos decir que en el amor se da una resolución al narcisismo mediante la relación objetal mientras que en los estados pasionales, la relación con el otro tiene como finalidad recomponer el narcisismo.

En los estados amorosos existe la búsqueda del deseo de completud, pero suavizada por el recuerdo, la resignación y la nostalgia, a diferencia de los estados pasionales que no dan cabida al duelo, a la pérdida, el otro es irrenunciable, y se continúa una búsqueda apasionada de la totalidad, que está condenada al fracaso.

Me gustaría finalizar con un fragmento de Roland Barthes (2001) que dice:

En el encuentro, me maravillo de haber hallado a alguien que, mediante pinceladas sucesivas y logradas una vez tras otra, (...) acabe el cuadro de mi fantasma; soy como un jugador cuya suerte no se desmiente nunca y le hace apoderarse del pequeño fragmento que completará (...) el rompecabezas de su deseo" (pág. 108).

Resumen

Se aborda el tema sobre el tipo de relación de objeto que se establece en los estados afectivos del enamoramiento, de la pasión y del amor, puntualizando que existen pasiones de vida y de muerte. Se plantea, siguiendo la teoría freudiana, que el enamoramiento es un fenómeno de orden narcisista en donde se da la idealización sobre el encuentro con el objeto perdido. Se establece la similitud de los estados afectivos del enamoramiento con los afectos pasionales, planteándose que los primeros están signados por las pulsiones de vida, eróticas, a diferencia de los estados pasionales destructivos, los cuales se caracterizan por un predominio de la pulsión de muerte. Se plantea que el estado ideal es el del amor, en que existe una relación de objeto total con una entrega calma que adolece de los afectos desmedidos de la pasión pero que ofrece permanencia y constancia. Se presentan algunas poesías alusivas a estos estados afectivos y por último se abordan las dificultades que determinados tipos de personalidad manifiestan en cuanto a su capacidad para establecer relaciones de objeto.

Palabras clave: Pulsiones de vida. Pulsiones de muerte. Enamoramiento. Pasión. Amor.

Summary

We are dealing with the subject, about the type of the relationship of object which is established in the emotional states, about the act of falling in love, of passion and love, describing that there are passions of life and death.

According to the Freudian theory it is considered that the act of falling in love is a phenomenon of narcissistic order, where the idealization about the encounter with the lost object is given.

The similitude of the emotional states of the act of falling in love is established with the passionate affections, explaining that the former, are marked by the drives of life, erotic, in contrast to the destructive passionate states, which are characterized by a predominance of the drive of death.

It is established that love, is the ideal state in which there is a connection of total object with a commitment of calm, which suffers from the excessive affections of passion but which offers continuance and constancy. Some poetries, regarding these emotional states are shown and finally, the problems that certain types of personalities express, are tackled, in regard to their capacity, to set up relationships of object.

Key words: Drives of life. Drives of death. The act of falling in love. Passion. Love.

Bibliografía

ALBERONI, F. (1991). *Enamoramiento y amor*. México:Gedisa.

ALVAREZ, R.; GURAIEB, A. (1997). Pasión: Una tregua entre Eros y Thanatos. En: *Revista de Psicoanálisis*. Tomo LIV. Núm 4. APA.

AULAGNIER, P. (2004). *Los destinos del placer*. México:Paidós.

BARTHES, R. (2001). *Fragmentos de un discurso amoroso*. México:Siglo XXI.

BATAILLE, G. (1997). *Las lágrimas de eros*. Barcelona:Tusquéts.

BION, W. (1966). *Volviendo a pensar*. Buenos Aires:Hormé

BRETON, A. (2003). *El amor loco*. España:Alianza editorial.

CARUSO, I. (1988). *La separación de los amantes*. México:Siglo XXI:

FREUD, S. (1895).Proyecto de Psicología. A.E. I.

FREUD, S. (1905).Tres ensayos de teoría sexual. A.E., VII.

FREUD, S. (1912). Tótem y tabú. A.E. XIII

FREUD, S. (1915). Pulsiones y destinos de pulsión. A.E. XIV.

FREUD, S. (1917). Complemento metapsicológico a la doctrina de los sueños. A. E. XIV.

FREUD, S. (1921). Psicología de las masas y análisis del yo. A.E. XVIII.

FREUD, S. (1930). El malestar de la cultura. A. E. XXI.

GREEN, A. (2001). *De locuras privadas*. Argentina:Amorrortu.

KERNBERG, O. (1988). *La teoría de las relaciones objetales y el psicoanálisis clínico*. México:Paidós

LEMAIRE, J. (1986). *La pareja humana. Su vida, su muerte, su estructura*. México:FCE.

MAHLER, M. (1975). *El nacimiento psicológico del infante humano*. Buenos Aires:Marimar.

MASTERSON, J. (1975). *El adolescente fronterizo*. Buenos Aires:Paidós

McDOUGALL, J. (1982). *Alegato por una cierta anormalidad*. Barcelona:Petrel.

NANDINO, E. (1972). *Antología de la poesía mexicana*. Siglos XVI-XX. México:Bruguera.

NERUDA, P. (1973). *Selección de Poemas*. 1925-1952. Barcelona:Círculo de Lectores.

NERVO, A. (1972). *Antología de la poesía mexicana*. Siglos XVI-XX. México:Bruguera.

ORTEGA Y GASSET, J. (1964). *Estudios sobre el amor*. Madrid:Ed. Espasa.

ROSSETTI, ANA. (1985). *Devocionario. Antología de la poesía española. Madrid:Poesía, Plaza y Janes.*

SHAKESPEARE, W. (1951). *Obras Completas*. España:Aguilar.

STHENDAL, H.B. (1955). *Del Amor*. Obras Completas. Tomo I. México:Aguilar.

TAWIL, R. (1972). *Plenitud*. Publicación en trámite.

PAZ, O. (1993). *La llama doble*. México:Seix Barral.

VILLAURRUTIA, X. (1953). *Poesía y teatro completo*. México:FCE.

Los cuentos: un intento de elaboración del conflicto preconceptivo transmitido transgeneracionalmente.[1]

Yazmín Mendoza Espinosa y Nashyiela Loa Zavala[2]

Este trabajo está dedicado a nuestros psicoanalistas y a nuestros pacientes.

I. Introducción

Al igual que Freud (1897b) desde los inicios del psicoanálisis, muchos psicoanalistas han utilizado obras literarias y mitológicas para explicar sus teorías y sus experiencias clínicas. Así como el paciente se vale de su analista como un intérprete que le ayude a descifrar y transformar su congoja, el analista recurre al literato para poder comprender mejor lo que sus pacientes le comunican. Quizá porque el literato logra plasmar en palabras y representar estéticamente en sus poemas, novelas y cuentos, ese lenguaje emocional preverbal en el que está constituido nuestro mundo inconsciente. Mundo afectivo que influye día a día de manera contundente en el más cotidiano de nuestros actos. Lenguaje que es muy difícil de asir y figurar, en parte por su carácter emocional, y en parte por lo difícil que nos es reconocer nuestros conflictos con sus aspectos dolorosos. Sin embargo, los poetas consiguen transmitirnos aquello tan peculiar guardado en alguna parte del inconsciente, haciéndonos cimbrar al poder captar y expresar ciertas experiencias emocionales que incluso pudieran considerarse de carácter universal; como paradigma tenemos la obra *Edipo Rey* de Sófocles, redescubierta e interpretada por Freud (1897b, 1900).

En relación con la capacidad creadora de los individuos nos surgen varios cuestionamientos: ¿De dónde y cómo surge la creatividad de las personas? ¿Sobre quién escribe el autor que escribe? ¿Qué aspectos de su persona quedan expuestos en sus creaciones? ¿Para qué le sirve a una persona crear?

---

[1] Versión modificada del trabajo presentado en el 45° Congreso de la Asociación Internacional de Psicoanálisis: *Remembering, repeating and working through*; Berlín, Alemania, julio de 2007; bajo el nombre: *Los cuentos: un intento de elaboración del conflicto psíquico inconsciente transmitido transgeneracionalmente.*

[2] Médicos psiquiatras y psicoanalistas de la Asociación Psicoanalítica Mexicana.

Para contestar estas preguntas nos centraremos en lo que Winnicott (1971a, 1971b) considera creatividad primaria, creyéndola aquello que le permite al sujeto mostrar algo de su personalidad en una idea, una expresión, un gesto o un acto, obteniendo un producto de la parte informe de su persona. Para Winnicott el sujeto se encuentra y se crea a sí mismo si tuvo la fortuna de contar con una madre capaz de ser ella misma, y que con sus cuidados, le refleja a su bebé quién es él. La persona que tiene una capacidad creativa intacta, en el instante creativo, se encuentra a sí misma y experimenta tranquilidad aunque lo que encuentre en ocasiones le resulte doloroso; entonces se abandona a su poder creativo porque sabe que podrá obtener algo de la parte más oscura y caótica de su persona. Algo que va a reconocer como propio; lo sabe porque inconscientemente le remite a una experiencia pasada en el que existía una relación armónica y estética con su madre quien estaba allí para recibir y en su defecto transformar, lo que fuere que su hijo tuviese que mostrarle. Entonces la persona podrá vivir una vida que vale la pena vivirse porque ha logrado vivir de manera creadora.

Nosotros pensamos que este descubrimiento misterioso, el de la propia persona, se encuentra muy influenciado por las fantasías inconscientes que experimentaron los progenitores con relación a concebir un hijo; fantasías que influyen importantemente durante toda la existencia y por ende, en la capacidad de ser y en el potencial creativo del nuevo ser. En este trabajo nos valemos de la teoría de la ambivalencia preconceptiva, que Luis Feder (1974), ha desarrollado a lo largo de de su carrera, para comprender las fantasías inconscientes inherentes a los actos creativos y al vivir creador. Asimismo consideramos que así como el sujeto se crea a sí mismo de diversas maneras: por ejemplo, a través de su trabajo, de sus relaciones o de sus fantasías; se muestra también, en sus creaciones artísticas o literarias. Por ello, podríamos emplear las creaciones de nuestros pacientes como un instrumento para profundizar en el conocimiento de su persona.

En este trabajo analizamos la conflictiva expresada en los cuentos de dos pacientes que iniciaron tratamiento. Veremos que esta conflictiva les fue transmitida por sus madres, como quedó de manifiesto cuando estudiamos sus fantasías preconceptivas.

Ambivalencia preconceptiva

En resumen, la teoría propuesta por Feder (1974, 1980, 2007) estudia esa etapa preconceptiva que se lleva a cabo en la pareja de futuros progenitores, nunca libre de ambivalencia, que eventualmente puede causar algún problema en los hijos. Fase en la que los progenitores se debaten internamente en ocasiones y otras ostensiblemente, entre dos premisas: qué tanto desean a sus hijos (fantasías filifílicas) y qué tanto no los desean (fantasías filicidas). Esta ambivalencia se manifiesta en la forma en la que los padres "moldean" el carácter de su hijo desde su nacimiento y durante todo su desarrollo. Es durante la fase preconceptiva que los progenitores biológicos sincronizan armónica o conflictivamente sus fantasías individuales en grados y formas variables, fantasías relativas a la propia concepción de los padres principalmente, matizadas por los acontecimientos de sus historias. La conjugación de ambos elementos transmitidos al psiquismo del individuo constituyen una parte de su narcisismo sano o patológico, y determinan en gran medida la manera como ese individuo se vive y enfrenta al mundo: si lucha por la vida que se deseó tener, o por el contrario, si violenta y destruye la vida que no se deseó[1].

II. Cuentos

Marta

Marta llevaba 3 años en psicoterapia psicoanalítica cuando se decidió a mostrar los cuentos que había escrito varios años antes de iniciar su tratamiento. El resumen que trascribimos a continuación es el de un cuento que nos pareció muy significativo, como la misma Marta durante su análisis descubrió.

> **Verdadero amor eterno**
> Lo envolvía la oscuridad tranquilizándolo. No sentía miedo ni enojo; un regocijo enorme nublaba de colores brillantes su cabeza [...] Marta desapareció de la conciencia del mundo de un modo repentino: horas antes la amaba desaforadamente y seguía haciéndolo, quería pasar toda su vida con ella, estaba seguro. Estaría siempre con él, en su cuerpo y en su sangre [...]

[1] Es importante señalar que estas fantasías se encuentran presentes en todas las personas sin importar el momento de vida en el que se encuentren pero se vuelven más evidentes en el momento de la preconcepción, concepción y durante el embarazo. Determinan el que una persona busque una pareja para concebir o al contrario, que no desee hacerlo. Son estas mismas fantasías las que se encuentran como telón de fondo en todas las nuevas modalidades de procreación, si se fantasea con un vínculo homosexual del cual se querrá tener un hijo como una extensión narcisista por inseminación artificial con un donante anónimo por ejemplo; o en su defecto, con un donante imaginario super dotado.

> Amanecía y la perspectiva de su matrimonio con Marta lo ponía ansioso, expectante [...]
> Marta lo esperaba ya. Su hermoso rostro parecía dormir con placidez. Se sentó exactamente frente a ella y le sonrió con galantería, levantó su copa espumeante de champagne y brindó por su eterna felicidad conyugal. Bajó la copa y a continuación admiró la boca carnosa de Marta, amaba sus labios, en seguida los tomó delicadamente entre sus dedos tirando con suavidad, se encontró con ellos. Los besó por última vez y en seguida los comió: eran más dulces y suaves de lo que su mente hubiera podido imaginar. Miró sus ojos otrora serenos y desprendiendo el ojo derecho de la órbita lo llevó a su boca que esperaba ansiosa.
> Entre sorbos de champagne y la compañía eterna de Marta, se sentía transportado a un universo, hasta hoy, desconocido para él. Eso era lo que llamaban plenitud, al fin estaba completo. Nunca más se sentiría solo, ella correría libremente por sus venas, vería por sus ojos y reiría con su voz.

Breves palabras sobre la historia de Marta

Cuando inició tratamiento, Marta había cometido varios intentos suicidas y había estado hospitalizada la mayor parte de su vida adulta. Actuaciones infinitas que junto con varios kilos de más, volvía difícil la tarea de identificar quién era ella; su imagen física incluso, mostraba a una persona un tanto amorfa y asexuada. Su historia repetida una y otra vez según sus propias palabras, era un intento de encontrar a aquella figura que pudiera cubrir las necesidades que su propia madre no pudo cumplir. Sin embargo, por alguna razón desconocida para ella, terminaba sintiéndose no mirada o no deseada por aquellos hombres y mujeres con los que intentó relacionarse. Como si al intentar reflejarse en el otro, se encontrara con espejos huecos reviviendo la decepción desgarradora del desencuentro. Resultando una furia funesta que la obligaba primero a terminar abruptamente las relaciones que pretendía iniciar y después, a tratar de eliminar mediante su muerte, esas experiencias dolorosas intolerables de inexistencia y desamparo.

La madre de Marta: Flora

Al poco tiempo de iniciado el difícil encuentro con Marta, Flora solicitó alguna orientación al apreciarse ahogada ante las múltiples demandas de Marta sintiendo que la enfermedad de su hija era una enorme carga que la había conducido a sacrificar gran parte de su vida como madre. Divorciada, obesa y con poca capacidad de expresar y pedir ayuda, Flora llegó al *setting* analítico. Se consideraba a sí misma una persona que no fue amada por sus padres por el hecho de ser mujer, viviendo su sexualidad con gran ambivalencia, desagrado y desesperación. La visión que complementa su lastimada feminidad, era la de un hombre abusivo, denigrante y muy denigrado por ella al haber sido víctima de abuso sexual por su propio padre.

La idea de ser madre le resultaba insoportable, en varias ocasiones se deshizo de productos concebidos como algo que no se quiere y se expulsa. Cuando se embarazó de Marta, no lo esperaba ni lo deseaba y pensó en abortar; sentía fastidio cuando percibía sus movimientos, y al enterarse que era niña, el desagrado fue aún mayor. Mostraba una gran ambivalencia al tratar por un lado de evitar que su hija viviera el doloroso destino que en su historia de vida y en su historia familiar significaba ser mujer, pero sin poder contactar y, por lo tanto, sin poder transmitirle a su hija, ese lado de la feminidad que representa fecundidad, fuente y continente de vida.

Interpretación

Creemos que Flora, al tratar de contactar con sus partes femeninas, se enfrenta al dolor de haber sido rechazada o no querida por sus padres al ser mujer; rechazo y filicidio que se lleva al acto en el abuso sexual que sufre por parte de su padre (Feder, 1998). Su feminidad conformaba así una cosa sin vida dentro de ella, amenazante y desagradable que trató de evacuar (Bion, 1962) por medio de sus múltiples abortos. Identidad sexual rota transmitida de madre a hija.

Marta en su cuento, plasma la relación de ella con su madre, en la que se siente devorada y triturada como una parte "mala" y no deseable de su madre, siempre en riesgo de ser expulsada como un embrión. Tragedia filicida representada en su cuento y en su vida cuando Marta ha querido expulsarse a sí misma del mundo, por medio de sus múltiples conductas autodestructivas en un intento de expulsar el sin sentido dentro de ella. Sólo la fantasía de ser asimilada y habitar de manera indiferenciada en su madre, le brinda una calma pasajera, pero la confronta con lo siniestro que representa el sacrificio: ser devorado e incorporado a otro ser para poder existir.

La fantasía nos habla de una *imposibilidad de existir*, que conduce en tal caso a una fusión primaria en un intento de encontrarse. Paradójicamente esta fusión, en el caso específico de Marta y Flora, conduce a la confrontación con la inexistencia al no haberse consolidado una entidad femenina que según Winnicott estaría constituida por la identidad pecho-bebé. Así lo explica este autor "*O bien la madre tiene un pecho que es, de modo que el bebé también puede ser cuando él y ella no se encuentran separados en la mente rudimentaria del niño; o bien la madre es incapaz de efectuar esa contribución, en cuyo caso el bebé tiene que desarrollarse sin la capacidad de ser, o con una capacidad mutilada*" (Winnicott, 1971b, 113). Por lo tanto, la fusión fantaseada por Marta, es un intento a la vez que una negación de la posibilidad de vivir, *de ser*, debido a que su madre, tampoco *es*.

Pensamos que esta incapacidad de ser es consecuencia de una fantasía filicida predominante: la unión de dos personas no es un encuentro amoroso en el que se juntan dos, hombre-mujer o madre-bebé para dar vida, sino una unión que devora y destruye al otro. Fantasía filicida que se transmite dramáticamente de madre a hija (y de abuela a madre), que tiene consecuencias cada vez más violentas en cada generación y que influye drásticamente en la mutilación que sufrió y que se ha infligido Marta a lo largo de su vida[2].

Marta, aunque se busca en sus cuentos, lo que encuentra es algo insoportablemente doloroso, oscuro e indescifrable, que también pertenece a su madre, y que sólo cuando muestran estas partes suyas en análisis y puede ser tolerada y reflejada por el analista, puede ser integrada y tolerada dentro de ellas mismas. Aquí hallamos la explicación de por qué Marta, aunque había escrito este cuento unos diez años antes de iniciar su tratamiento, no había logrado integrar esa parte oscura y caótica a su persona; y su potencial creativo en todas las áreas de su vida, se hallaba truncado. Consideramos que este es un ejemplo de lo que Winnicott considera un vivir creador mutilado:

> En la búsqueda de la persona el individuo de que se trata puede haber producido algo valioso en términos artísticos, pero cabe que un artista de éxito esté rodeado de aclamación y no haya encontrado la persona que busca [...] Si el artista (en cualquiera de las ramas de arte) busca

[2] Marta durante su tratamiento, de manera imprevista llegó a una de sus sesiones con la noticia que acababa de realizarse una cirugía para evitar el embarazo de manera definitiva. Podemos considerar este hecho una actuación más de sus múltiples fantasías autodestructivas.

su persona, es muy probable que ya exista un fracaso de él en el terreno del vivir creador en general. La creación terminada nunca cura la falta subyacente de sentimiento de la persona (Winnicott, 1971a, 81).

Julio

Julio es un muchacho sensible que decidió iniciar un tratamiento psicoanalítico debido a que un error vocacional lo había conducido por un camino laboral que le resultaba árido y aburrido. Sus aspiraciones literarias y su potencial artístico fueron muy evidentes desde sus primeras sesiones a las que trajo diversos cuentos; aquí una transcripción de un fragmento de uno de ellos.

> **Cuento de noche**
> Ese día a ella se le ablandaron las tetas, los surcos en su piel hicieron su presencia, y su sexo se cerró guardando el amor que le tuvo durante toda una vida. Las tetas empezaron a colgarle y a pesarle en el momento en que lo vio esfumarse de entre sus sábanas.
> Ese día él le hizo el amor sin amarla. Él había decidido poseerla, no sin antes clausurarse el tacto y el derecho a recordarla una noche más. Ese día no la llamó por su nombre, sin embargo sabía los rincones en los que ella perdía su sombra de niña, ese día amó a la mujer más hermosa creada en sus sueños... ese día fue la única vez que no eyaculó, más los chorros de vida cayeron de sus ojos... lágrimas interminables.
> Ese día llovió en grandes gotas, el cielo se les cayó encima, y el amor se cansó de esperar. Cuando él partió, ella se levantó desnuda de la cama y se contempló ante el espejo [...] Entendió que esa noche había sido la última vez que amaba y que la amaban. Con el dedo índice dibujó lentamente el contorno de sus pechos. Después, el dedo se lo llevó a los labios y tímidamente sacó la lengua, lo humedeció. Su lengua se secó y endureció.
> Cuando aún descansaba su cuerpo sobre el de ella notó que el corazón le había dejado de latir, eso pasa cuando uno hace el amor sin amar. Y fue hasta ese momento cuando él entendió que la muerte le rondaba [...] En el instante en que la verga se le emblandeció comenzó a llorar con un llanto que no le terminó ni muerto [...]
> Los únicos lugares donde ella se había sentido viva eran frente al espejo y en su cama. En el espejo lograba reflejar a la mujer amada,

a la mujer que siempre quiso ser, a la mujer viva a la mujer hermosa […] En la cama era donde recibía la vida, recibía al hombre hermoso, lo abrazaba, lo besaba lo poseía. En la cama despertaba todos los sentidos, olía, veía, tocaba, saboreaba, escuchaba al amor, al deseo al placer. Lo encontraba en la mirada de ese hombre desde su vientre […] La lluvia le empapó el ser. A cada paso era comenzar a olvidar una parte del cuerpo de mujer que aún vivía en su alma […] Al estar frente a su casa le llegó el último recuerdo, que fue el primero, cuando le robó un beso mientras ella dormía, sus labios fueron lo último. […] Cuando estuvo dentro de la casa la mujer le dejó de existir, y al verse frente al espejo comprobó que ahora eran sus pulmones, su pecho el que dejó de recibir el aire, el aliento necesario.

El espejo ahora le marcaba a la mujer muerta […] rabia de descubrir su muerte a partir de que ella le permitió al hombre dejarla de amar. Y darse cuenta de que el consuelo del desamor es la muerte. El grito se le volvió lágrimas y el desamor, la muerte, le provocó llorar en seco. Las lágrimas se le coagularon en la garganta, y terminaron ahogándola. Murió por no poder y no querer gritar. El cuerpo de la mujer más hermosa de la eternidad quedó tendido entre su espejo y su cama.

[…] Desnudo se tendió sobre su cama boca abajo. Aún sin su mirada continuaba llorando, la cama se convirtió en un corazón muerto inundado en lágrimas, de llanto interminable. La humedad de su cuerpo no la pudo ni limpiar la muerte. La muerte decidió dejar ese cuerpo en el olvido de un mar, porque la muerte es incapaz de llevarse un cuerpo de agua de lágrimas […]

Breves palabras sobre la historia de Julio

Cuando Julio arribó al espacio analítico se encontraba muy deprimido y fue descubriendo que sus grandes exigencias y demandas, así como un sentimiento de culpa y reproches constantes hacia sí mismo, le impedían abandonar el camino laboral elegido aunque le resultase estéril y optar por el de la literatura al que aspiraba en silencio. Parecía constantemente enfrentarse a prohibiciones y diques emocionales que le impedían realizar sus sueños; voces internas que le imposibilitaban también establecer una relación sentimental a pesar de ser un chico sumamente atractivo. Las chicas con las que se relacionó se quejaban de la distancia emocional que él solía poner entre ambos, mientras que para Julio, el tiempo en la relación transcurría sin poder transmitir el profundo amor y pasión que sentía por sus compañeras. Esta conflictiva era constantemente plasmada en sus cuentos que trajo al espacio analítico desde el primer momento, narraciones que había escrito durante sus prolongados momentos de soledad. Variaciones sobre el mismo tema: *el encuentro amoroso es desamor, su consecuencia inevitable es la muerte*. Mundo representado en historias románticas, penetrantes e intensas, fantaseando con su suicidio o con la muerte de su amor. Después de un tiempo en análisis, decidió viajar al extranjero para realizar sus sueños vocacionales y fue cuando su madre empezó a presentar unas angustias incontrolables buscando ayuda.

La madre de Julio: Catalina

Catalina lucía un aspecto pálido y desarreglado en sus primeras sesiones. Con un rostro adusto, plagado de arrugas, lucía de mayor edad. Sus múltiples síntomas le hacían pensar que moriría en cualquier instante. Catalina se consideraba la preferida por su padre sobre las muchas hermanas, y en su fantasía también era preferida sobre su madre. Sin embargo, el amor que su padre le profesaba causaba en ella una gran confusión al saber que su padre solía serle infiel a su madre con mujeres con las que además tuvo hijos de la misma edad que Catalina. Medios hermanos que vivían en la casa vecina a la de Catalina y con los que compartió escuela. Se casó al final de su adolescencia después de un noviazgo prolongado con un chico problema que al inicio pretendía a su hermana; y con mucho miedo y culpa llegó virgen al matrimonio.

Cuando Catalina habla de Julio, su hijo primogénito y favorito, el fantasma de la muerte se disipa de su rostro. Dice haber imaginado que su hijo sería igual de hermoso que su esposo y que fue una gran sorpresa ver que su deseo se cumplió cuando Julio nació. Considera que su nacimiento fue la alegría más grande de su vida pero que por ser un bebé prematuro y durante su niñez, enfermizo, en varias ocasiones temió su muerte. Sufría al imaginar que podría perder aquello que más amaba.

Catalina ocultaba tras una especie de adicción a su trabajo que la distanciaba emocionalmente de sus hijos, y más adelante con sus angustias, una historia triste de desamor que había vivido en su relación conyugal, en la que en diversas ocasiones había irrumpido el fantasma de la infidelidad.

Interpretación

En los cuentos de Julio, podemos detectar que existe una fuerte conflictiva al intentar encontrarse con el objeto de su deseo, encuentro que aunque se fantasea apasionadamente, invariablemente termina con su muerte o con la del ser amado. En la fantasía de Catalina y de Julio, la infidelidad y la culpa incestuosa colorean la unión amorosa con un olor a muerte. Catalina vive la sexualidad con culpa, al ser en su fantasía, la rival preferida del muy ambivalente amor edípico, por lo que a su vez vive con resignación su infeliz matrimonio.

El amor hacia su hijo, está salpicado de una especie de enamoramiento al haber depositado en él a ese objeto tan deseado e idealizado que no pudo encontrar en su padre y esposo, y por ello para Julio, este amor resulta enfermizo. De esta manera se repite la conflictiva en Julio quien teme morir como consecuencia de un castigo ante este amor prohibido; el desear la muerte también puede considerarse un reproche que Julio le hace a su madre por haberlo necesitado tanto, necesidad que transformó el amor que su madre le profesaba en una pesada carga (Feder, 1998, 2007; Mendoza, 2006). Las angustias de Catalina se despiertan cuando ese hijo tan necesitado parte de su lado, quizá en un intento desesperado de evitar su partida, y en última instancia, la angustia surge cuando tiene que confrontar la realidad de su infeliz matrimonio.

A pesar de estos conflictos, podemos observar que el potencial creativo de Julio se encuentra sin mutilaciones graves por lo que tiene la capacidad de entrar y salir de su mundo interno, de sentir dolor y angustia sin desmoronarse ayudándose de lo que encuentra en su interior para ir elaborando sus conflictos. Además, el encuentro de los personajes en sus historias es pleno e íntegro, pudiendo fantasear la unión armónica aunque efímera de dos personas. Dos personas complejas y totales (Winnicott, 1988). Creemos que esto es consecuencia de haber sido un hijo muy deseado al haber sido concebido en un momento temprano en la vida conyugal de sus padres en el que predominaba una esperanza y promesa de amor. Esta fantasía filifílica predominante le permite a Julio escribir apasionadamente y hacer algo creativo con la triste conflictiva amorosa que le ha tocado vivir en su ámbito familiar. Durante su tratamiento psicoanalítico, al irse resolviendo las duras prohibiciones y persecuciones con las que sometía sus impulsos, Julio puede acceder a un mundo más libre en el que podrá expresar todo su potencial creativo.

Contratransferencia

Estas fantasías que surgen en los cuentos y en la vida relacional de los pacientes también son vividas en ciertos momentos del proceso terapéutico por las analistas, quienes de alguna forma comienzan a ser personajes de estas historias a partir del vaivén transferencia-contratransferencia. En el caso de Martha y de su madre Flora podemos identificar que en diferentes momentos nos descubrimos a nosotras mismas con fantasías muy ambivalentes hacia las pacientes; predominando el temor a ser abandonadas y al mismo tiempo el deseo de abandonarlas, como deseando que "esto termine"; sobre todo ante los ataques impulsivos de Martha contra sí misma y contra la propia analista. Y en otros momentos queriéndola y encontrando su parte viva a través de los cuentos. En el caso de Julio la fantasía predominante es de amor hacia este paciente, no sólo porque físicamente resulta atractivo a la analista sino porque le parece estético, deseando con gusto el encuentro con él en el setting analítico. Por tanto las historias transgeneracionales de estos pacientes y de su diada madre- bebe son vividas también en el espacio analítico.

III. Discusión

Bien, o mal, completa o incompletamente, Freud se analizó literariamente con Fliess (Freud, 1897b). Este autoanálisis tiene sus ventajas y sus limitaciones que no pretendemos discutir, sino más bien resaltar la utilidad que tiene para la personalidad hacer uso de su creatividad.

Nosotros consideramos que por un lado, es importante evaluar el potencial creativo de nuestros pacientes; y que por otro, sus creaciones constituyen herramientas valiosas con las que nos podemos introducir directamente a su mundo interno. Pensamos que aquellos casos en los que la personalidad se encuentra agobiada o aún en aquellas personas en las que existe una alteración considerable de su creatividad primaria (Winnicott, 1971b), sus creaciones podrían ser un intento efectuado por la parte sana de la personalidad (Bion, 1965) para elaborar conflictos inconscientes creando nuevas ideas o formas a partir de ellos (Loa, *et al.*, 2005; Chavez, *et al.*, 2006). Siempre hay una parte sana o un verdadero *self* que está esperando ser descubierto y reflejado para ir generando dominio sobre la realidad interna y externa. Para Freud (1897a), la creación literaria le servía al poeta como cumplimiento de deseo, recurre a ella con un fin sublime, permitiéndose en la fantasía aquello prohibido en la acción, quimera que lo protege de vivencias dolorosas[3]. Así vemos que para Freud, también es benéfico para la personalidad hacer uso de su creatividad.

Consideramos que es necesario recibir las creaciones de nuestros pacientes cuando ellos las traen al marco analítico y hacerlas parte del proceso psicoanalítico antes de interpretar el hecho por sí mismo como una actuación. Si lo interpretamos de esta manera, nos estaríamos perdiendo la valiosa y sutil oportunidad de reflejarle al paciente quién es, y no estaríamos ayudándole a encontrar a su persona, objetivo primordial en cierto tipo de análisis.

Ahora bien, sabemos que el potencial creativo de las personas está sumamente influenciado por la calidad del medio ambiente en el que cada individuo creció (Winnicott, 1945, 1952). Y nosotros suponemos, que este ambiente a su vez, se ve sutil y constantemente moldeado por las fantasías inconscientes presentes en la pareja de progenitores.

Estas fantasías determinarían la calidad de la relación o vínculo que establecen los padres con sus pequeños. Desde un punto de vista neurobiológico, las cualidades de este vínculo temprano, se almacenan en una parte de lo que se considera la memoria implícita (Loa, 2005). Este tipo de memoria se caracteriza por ser no verbal e inconsciente al irse constituyendo por registros presentes desde el nacimiento; se integra en diferentes áreas cerebrales como la amígdala y otras regiones límbicas que dan lugar a la memoria emocional, en los ganglios basales y la corteza motora para la memoria de conducta, y la corteza somatosensorial, órbitofrontal y el cíngulo anterior para la representación corporal. Está involucrada en el procesamiento de experiencias constantes de la vida diaria formando en parte el sentido subjetivo de nosotros mismos (Siegel, 1999).

Las teorías del vínculo se encuentran relacionadas con este tipo de memoria ya que antes de que aparezca la capacidad de verbalización en el niño, en su mente es capaz de crear una representación de la relación que establece con sus padres. Nosotros suponemos que es en la calidad de esta relación y en su representación donde influye importantemente la carga de filicidio *versus* filifilia presente en la fantasía inconsciente de las figuras primarias, y de esta manera influye de manera inconsciente en la manera en la que esa persona vive su vida.

De esta manera la experiencia preverbal y presimbólica en las relaciones primarias del niño, se almacena en la memoria implícita donde constituye

[3] En el manuscrito N, Freud menciona que Goethe por medio de su obra *Werther*, se permite fantasear con su propio suicidio ante una decepción amorosa recién vivida.

un núcleo inconsciente del *self* que no está reprimido y que influye en la vida afectiva, emocional, cognoscitiva y sexual de la persona hasta su vida adulta (Mancia, 2003). O en otras palabras, son estas experiencias tempranas registradas en la memoria implícita las que influyen que una persona viva su vida de manera creadora a través de su verdadero *self*; o de forma mutilada.

Winnicott considera que la capacidad de ser surge de la capacidad que tiene la madre de proporcionar un pecho cuando el niño crea un pecho constituyéndose así, lo que llama identidad pecho-bebé; de donde germina ese espacio potencial donde el bebé juega a que es usando su realidad interna y externa para crear un mundo. Considera a este elemento (lo que nos conduce al ser) como puramente femenino, y está presente en hombres y mujeres; más adelante se conjugaría con el elemento masculino que se constituye con la búsqueda de un objeto respaldado por el impulso instintivo. Es decir, la posibilidad de desear, odiar o envidiar a este ser, sería básicamente un elemento masculino presente también en ambos sexos.

Además de Winnicott, varios autores (Ferraro, 2003; Meltzer, 1973; Seeling, 2002) coinciden en que entre los misteriosos orígenes de la creatividad, se encuentra la fina conjugación de los elementos femeninos y masculinos transmitidos al psiquismo de los individuos. Para McDougall (1998), la creatividad depende en gran medida de la identificación introyectiva con una pareja parental fecunda; el creador asume inconscientemente "... *el papel reproductivo de los progenitores, de ser la matriz fértil y el pene fertilizador*" (McDougall, 1998, 140). La parálisis de la creatividad tendría que ver con la imposibilidad de identificarse con la fecundidad potencial de ambos progenitores. Bion (1963) lo explica también a su manera cuando menciona que cuando una persona no logra conjugar la preconcepción de pareja parental con la que nace, con su realización, sufre grandes dificultades para reconocer las relaciones triangulares y para poder pensar las emociones que ellas acarrean, por lo que se tiende a negar los vínculos y a atacar el aparato para percibir y para pensar. Podríamos pensar que lo que Bion (1962) llama vínculo +K[4], en el que el individuo se atreve a conocerse y a conocer la realidad, tiene que ver con esta capacidad de ser que hemos descrito.

Asimismo para Feder (1998), cuando en la pareja parental hay un predominio de fantasías filifílicas sobre las filicidas durante la etapa preconceptiva, sus descendientes se permiten fantasear vínculos y uniones amorosas de donde emergerán personas vivas, actos y cosas valiosas; todo lo

[4] K de *knowledge*.

vivo adquiere un valor porque se valora la vida que se deseó tener. No hace falta enunciar lo que ocurriría en el caso contrario.

De esta manera queremos señalar que cuando la fase preconceptiva cursó con una conjugación de una relativamente mayor dosis de filifilia sobre filicidio, el surgimiento de la creatividad provendría de esta red misteriosa e infinita de identificaciones y transmisiones inconscientes: sujetos que se identifican con alguien que puede ser, que se siente deseado y que puede ser amado. Situación que podemos contrastar claramente en los casos de Marta y Julio donde la balanza se inclina hacia el filicidio en el primero y hacia la filifilia en el segundo.

Feder considera que nuestros aspectos psicopatológicos y las inhibiciones de la creatividad, estarían de alguna manera determinadas por las fantasías filicidas que nuestros padres experimentaron durante la fase preconceptiva y durante todo nuestro desarrollo. El reconocimiento de estas fantasías acarrearía un profundo dolor por lo que tendemos a reprimirlas fuertemente en nuestro inconsciente y a pensar que el amor que nuestros padres nos profesaron, en particular nuestra madre, fue puro y libre de ambivalencia. De ahí la dificultad para su reconocimiento y elaboración; y lo que las condenan su repetición (como le ocurre a Flora y a Marta). Este autor considera que si la dosis de filicidio en cada uno de nosotros llegara a ser reconocida y elaborada, cabría una pequeña esperanza para prevenir la psicopatología y la violencia.

Nosotros pensamos que los humanos intentan de muy diversas maneras comprender y resignificar la propia historia, y que sus cuentos y sus creaciones podrían en ocasiones constituir intentos de elaboración de las herencias filicidas. Sin embargo, es tarea del psicoanálisis, desenterrar estas herencias de muerte y filicidio para poder pensarlas, y de esta manera contactar también con la dosis de filifilia o vida que sin duda todos llevamos dentro.

Resumen

Los autores muestran que la conflictiva preconceptiva es transmitida de manera inconsciente a través de las generaciones y que los individuos intentan de muy diversas maneras, descifrar, elaborar y resignificar esta historia *heredada* para comprenderse mejor a sí mismo y en ocasiones, lograr dar un nuevo cauce a su historia personal. El análisis se centra en el intento de elaboración que se constituye al escribir cuentos.

Se presentan fragmentos de cuentos escritos por dos pacientes que iniciaron tratamiento, psicoterapéutico en un caso y psicoanalítico en otro. Al haber tenido la oportunidad de analizar el conflicto preconceptivo predominante en las madres de estos pacientes, se observa que sus hijos recurren a la escritura tratando de elaborar aquello no nombrado que les fue transmitido por sus progenitores y que quedó grabado en su inconsciente.

Se resalta el intenso efecto que tienen las *fantasías preconceptivas* de los padres en el desarrollo de los individuos y en las manifestaciones de la cultura. Concepto acuñado por Feder, cuyos aportes han sido útiles para comprender el surgimiento de la psicopatología y de la violencia por un lado, y de su contraparte, la creatividad y el humanismo. Asimismo se realiza una integración teórica de algunos aspectos neurobiológicos y psicodinámicos que intervienen en la génesis de los procesos creativos. Se considera que las fantasías preconceptivas se encuentran como telón de fondo matizando lo que Winnicott define como un *vivir creador.*

Palabras clave: ambivalencia preconceptiva, creación literaria, creatividad, elaboración psíquica.

Summary

The authors show that preconceptive conflicts are unconsciously transmitted through generations. Individuals attempt by many means to decipher and work through this *inherited* history to improve their understanding of themselves, and in occasions, be able to give a new direction to their personal histories. The analysis centers in the attempt of working through, which is constituted by means of writing stories.

Fragments of stories written by two patients that started treatment are presented, psychoanalytical in one case and psychotherapeutical in the second. The authors had the opportunity to analyze the preconceptive conflicts in the mothers of these patients. It is observed that the descendants try by means of their writings to work through those things not named, but which were transmitted to their unconscious by their progenitors.

The intense effect of parents' *preconceptive fantasies* in the development of the individuals and in cultural manifestations is highlighted. This concept was introduced by Feder, whose contributions have been very useful in the understanding of psychopathology on the one hand, and of creativity and humanism on the other. Additionally, a theoretical integration between some neurobiological and psychodynamic aspects within the genesis of creativity is conducted.

Key words: creativity, literary creation, preconceptive ambivalence, working through

Bibliografía

BION, WR. (1962). *Aprendiendo de la experiencia.* Buenos Aires: Paidós, 1980.

BION, WR. (1963). *Elements of psychoanalysis*. Londres: Karnac, 1984.

BION, WR. (1965). *Transformations*. Londres: Karnac, 1991.

CHÁVEZ-EAKLE, RA., LARA, MC., CRUZ-FUENTES, C. (2006). Personality: a possible bridge between creativity and psychopathology? *Creativity Research Journal*, 18(1): 27-38.

FEDER, L. (1974). Adoption trauma: Oedipus myth/clinical reality. *Int J Psychoanal*, 55: 491-493.

FEDER, L. (1980). Preconceptive Ambivalence and External Reality. *Int J Psychoanal*, 61:161-178.

FEDER, L. (1998). *La primera y segunda revolución psicoanalítica de Sigmund Freud.* Conferencia magistral presentada en el XXII Congreso de FEPAL. Cartagena, 2004.

FEDER, L. (2007). *Pregénesis. Con la preconceptología hay un nuevo amanecer*. Libro inédito.

FERRARO, F. (2003). Psychic bisexuality and creativity. *Int J. Psychoanal*, 84(6): 1451-1467.

FREUD, S. (1897a). Manuscrito N. Fragmentos de la correspondencia con Fliess. En *Obras completas*. Tomo I. Buenos Aires: Amorrortu, 2001, pp. 296-299.

FREUD, S. (1897b) Carta 71. Fragmentos de la correspondencia con Fliess. En *Obras completas*. Tomo I. Buenos Aires: Amorrortu, 2001, pp. 305-308.

FREUD, S. (1900). La interpretación de los sueños (primera parte). En *Obras completas*. Tomo IV. Buenos Aires: Amorrortu, 2001, pp. 270-276.

LOA, N., CHÁVEZ, RA., LARA, C. (2005). La creatividad y el relato en los diferentes tipos de delirios crónicos: Un estudio descriptivo. *Salud Mental*, 28: 10-17.

LOA, N. (2005). *Memoria y narrativa en los relatos de pacientes psicóticos*. Trabajo presentado en el XLV Congreso Nacional de Psicoanálisis, Ciudad de México.

MANCIA, M. (2003). Dream actors in the theatre of memory. *Int J Psychoanal*, 84: 945-952.

McDOUGALL, J. (1998): *Las mil y una caras de eros*. Buenos Aires: Paidós, 2005.

MENDOZA, Y. (2006). *Transmisiones y transformaciones*. De lo siniestro a lo creativo. Trabajo presentado en el XLVI Congreso Nacional de Psicoanálisis, Puerto de Veracruz, Ver.

MELTZER, D. (1973). *Sexual states of mind*. Perthshire: Clunie Press.

SIEGEL, DJ. (1999). *The developing mind*. Nueva York: Guilford.

SEELING, BJ. (2002). The rape of Medusa in the temple of Athena: aspects of triangulation in the girl. *Int J Psychoanal*, 83 (4): 895-911.

WINNICOTT, DW. (1945). Desarrollo emocional primitivo. En *Escritos de pediatría y psicoanálisis*. Barcelona: Laia, 1981, pp. 203-218.

WINNICOTT, DW. (1952). La psicosis y el cuidado de los niños. En *Escritos de pediatría y psicoanálisis*. Barcelona: Laia, 1981, pp. 301-312.

WINNICOTT, DW. (1971a). El juego. Actividad creadora y búsqueda de la persona. En *Realidad y juego*. Buenos Aires: Gedisa, 1982, pp.79-91.

WINNICOTT, DW. (1971b). La creatividad y sus orígenes. En *Realidad y juego*. Buenos Aires: Gedisa, 1982, pp.93-116.

WINNICOTT, DW. (1988). La *naturaleza humana*. Buenos Aires: Paidos, 2006.

Sobre la literatura psicoanalítica
A partir de dos libros de Stefano Bolognini

Juan Tubert-Oklander[1]

I. La dualidad de la literatura psicoanalítica

La literatura psicoanalítica ha presentado, desde sus comienzos, un carácter dual y aparentemente contradictorio. Por un lado, ha pretendido ajustarse a los cánones del estilo académico occidental —impersonal, racional y despojado de toda connotación sensorial o experiencial, con el fin de limitarse a lo conceptual—. Por el otro, ha desarrollado una modalidad eminentemente icónica de representar la experiencia clínica y compartirla con el lector.

Esta dualidad corresponde al contraste entre los estilos académico y literario, que debe remontarse a la evolución de la filosofía griega. Los primeros pensadores griegos que se plantearon el problema de la naturaleza y la razón de ser de este bello mundo en el que vivimos, no conocían esta oposición, por lo que escribieron vastos y coloridos poemas que se constituían en mitos de los orígenes, como la *Teogonía* de Hesíodo. Ya entre los filósofos presocráticos, Jenófanes de Colofón y Parménides de Elea formularon sus teorías bajo la forma de poemas. Pero el más grande literato entre los filósofos griegos fue Platón, cuyos *Diálogos* desarrollan y argumentan sus ideas en una curiosa y bella mezcla de dramaturgia, narrativa y mitología, sin perder por ello el rigor de sus razonamientos.

Todo esto cambia con la llegada de Aristóteles de Estagira. Sus numerosos y profundos escritos no aspiran a crear un impacto estético, sino a convencer con sus razones. A partir de ese momento ésta fue la exigencia para cualquier escrito "serio". De allí que su lectura nos resulte, hoy en día, sorprendentemente familiar, ya que su estilo bien podría ser el de una tesis de postgrado. Lo que ocurre es que el Estagirita fue el inventor del estilo académico que aún utilizamos en nuestros trabajos científicos. Pero no por ello

[1] Miembro titular de la Asociación Psicoanalítica Mexicana y analista didáctico de su Instituto. Miembro titular de la Asociación Psicoanalítica Argentina y de la Group-Analytic Society.

desapareció esa otra forma de escribir, impresionista y poética, que coexiste con el discurso conceptual, en una relación con frecuencia conflictiva.

Así ocurría en la Viena de la segunda mitad del Siglo XIX, en la que Sigmund Freud recibió, durante su formación intelectual, las influencias del cientificismo fisicalista de sus maestros, muy a la manera de Aristóteles, y del romanticismo alemán, particularmente de Goethe, cuyo discurso poético se asemejaba al de los presocráticos. Ello determinó en él una tensión interna, que habría durar toda su vida. Así fue que Freud, ese gran estilista de la lengua alemana, lo que le valió el Premio Goethe de literatura, manifestaba conscientemente un apasionado deseo de escribir con científica objetividad, así como una gran desconfianza de la literatura y el arte en general, cuyo impacto estético podría llegar a distorsionar o enmascarar la verdad. Esto lo expresó claramente en una carta a Lou Andreas-Salomé, fechada el 25 de mayo de 1916, donde escribe:

> Siempre me han impresionado sus comentarios a mis trabajos. *Sé que al escribir tengo que cegarme artificialmente para concentrar toda la luz en los lugares oscuros, renunciando a la cohesión, a la armonía, a los efectos edificantes y a todo aquello que usted llama el elemento simbólico, pues me asusta el convencimiento de que tal meta, tales expectativas, lleven dentro de sí el riesgo de alterar la verdad, aunque puedan embellecerla.* Entonces aparece usted y añade lo que falta, construye sobre este cimiento su edificio y pone aquello que había quedado aislado en el contexto que le corresponde. No puedo seguirla siempre, pues mis ojos, acostumbrados a la oscuridad, no son capaces de soportar una luz fuerte ni de emular una visión que alcanza los menores detalles. Sin embargo, no estoy tan apolillado como para no disfrutar con la idea de que existe algo más brillante y más amplio, y mucho menos negarle su existencia [Freud, 1960, págs. 80-81, las itálicas son mías].

No obstante, en sus *Obras completas* encontramos tanto el severo discurso de la metapsicología, como el colorido lenguaje de sus casos clínicos y de los trabajos de psicoanálisis aplicado. Esta dualidad dio origen a un nuevo género literario, propio del psicoanálisis, que conjuga la argumentación racional estricta con el lenguaje metafórico y poético, lo que obliga al lector a interpretar metafóricamente el lenguaje teórico y teóricamente el lenguaje poético. Este género aún perdura y se desarrolla, a pesar de los intentos de algunos de acabar con esta ambigüedad y limitarse a un discurso estrictamente racional y académico, o a los de otros de eliminar este último y quedarse sólo con una forma de expresión meramente evocativa, pero sin rigor.

Este carácter bifronte de la literatura psicoanalítica se aprecia con particular claridad en los escritos de Stefano Bolognini. Este autor italiano es uno de los más destacados psicoanalistas europeos contemporáneos. Conociéndolo personalmente y habiendo tenido la oportunidad de asistir a sus extraordinarias presentaciones clínicas en congresos, tiendo a pensar en él como un Winnicott de nuestros días. Bolognini es un psicoanalista sin calificativos —ni kleiniano, ni lacaniano, ni seguidor de escuela alguna, sino solamente psicoanalista—, quien mueve con la misma facilidad y elegancia tanto con pacientes con graves trastornos de personalidad, como ante la turbulencia de los adolescentes.

Cuando conocí a Bolognini en Turín, en 2002, durante el Congreso "Sándor Ferenczi clínico", que organizara Franco Borgogno, me hizo obsequio de su libro *L'empatia psicoanalitica* (Bolognini, 2002), recién publicado en italiano. Fue así que leí por primera vez este fascinante libro. Posteriormente, tuve la oportunidad de hacer un comentario bibliográfico sobre la edición inglesa, *Psychoanalytic Empathy* (Bolognini, 2004b), para *Psychologyst-Psychoanalyst* (Tubert-Oklander, 2007). Al terminar este texto, que se reproduce con algunos cambios en la siguiente sección, nada indicaba que esta revisión habría de transformarse en una reflexión sobre el uso del lenguaje escrito en la literatura psicoanalítica. Pero entonces me encontré con otro libro del autor (Bolognini, 2006) que me hizo cambiar mi perspectiva sobre su obra. Pero empecemos por el principio.

II. La empatía psicoanalítica: la riqueza de nuestra literatura

En su fascinante libro *La empatía psicoanalítica* —publicado en italiano en 2002 y traducido al inglés y el español en 2004— el autor rechaza el simplista argumento de que "la empatía no es un concepto psicoanalítico" y navega con maestría el estrecho camino que media entre el Escila de un unívoco y dogmático sistema de pensamiento y el Caribdis de una ecléctica pluralidad de teorías en la que todo vale.

A fin de lograr este difícil equilibrio, es necesario desarrollar una actitud adecuada para ello:

> En algunos casos, el *saber mantener una suspensión temporaria*, frente a lo aparentemente inconciliable de diversos modelos, puede conducir con el tiempo a comprender mejor cuándo, cómo y por qué un modelo es pertinente y satisfactorio, cuáles son sus ámbitos de aplicación y sus límites heurísticos,

> cómo se puede superponer o articular con modelos diversos pero que también refieren analogías intrigantes [...] y así sucesivamente. La suspensión consciente de la sensación de incompatibilidad, frente a la apreciación de modelos diversos, no es lo mismo que un uso escindido de los muchos modelos por parte del mismo terapeuta [Bolognini, 2004a, p. 26].

Esta suspensión del juicio es obviamente afín a la "atención libremente flotante" propuesta por Freud (1912) como la actitud más adecuada para el analista cuando escucha al paciente. También puede comparársela con la *epojé* de Husserl, esa suspensión de todo conocimiento previo que permite volver a la experiencia original de las cosas (Merleau Ponty, 1945, 1958; Robberechts, 1964), y con la actitud "sin memoria y sin deseo" de Bion (1967, 1970). También coincide, significativamente, con la forma en que Bolognini trata la empatía; por ejemplo, al presentar las ideas de Ralph Greenson sobre el tema, señala que "la capacidad de suspender el juicio, hasta el límite de la credulidad, hace posible la empatía con el paciente, que finalmente llevará a la comprensión de los movimientos subyacentes" (p. 69). De allí que la verdadera empatía psicoanalítica requiera tanto una apertura emocional a y una aceptación de la subjetividad del paciente y de su impacto sobre el analista, como una persistente indagación crítica que diferencie los procesos mentales, experiencias y puntos de vista del analista, de aquellos del paciente, abriendo así el camino para una nueva comprensión, que esperamos sea más profunda. Por lo tanto, el analista necesita mantener una tensión dialéctica entre una resonancia empática acrítica y una indagación analítica de la experiencia así alcanzada.

Es claro que Bolognini nos propone una lectura —tanto de los textos psicoanalíticos como de las manifestaciones de los pacientes— que se ubique en el punto de equilibrio entre la intuición empática y el análisis crítico. Ello lo ubica de lleno en el campo de la hermenéutica, con una propuesta muy afín a la de la *hermenéutica analógica* de Mauricio Beuchot. Dado que esta última es un tema que he estado trabajando desde hace tiempo, y constituye una parte esencial de mi marco teórico de referencia en la actualidad, me permitiré una ligera desviación, con el fin de aclarar la forma en la que yo leo y entiendo los textos de Bolognini.

"Hermenéutica analógica" es el nombre dado por el filósofo mexicano Mauricio Beuchot (1997, 2003, 2004) a su propuesta teórica, que plantea una problemática muy afín a la nuestra. La hermenéutica se define tradicionalmente como la teoría y la práctica de la interpretación de textos. Un texto, en el sentido técnico utilizado por dicha disciplina, es un conjunto organizado de signos que transmite un *significado*, que deberá revelarse por medio de la *interpretación*. El concepto actual de texto incluye no sólo los discursos hablado y escrito, sino también el diálogo, la relación, la acción intencional y los productos culturales, tales como imágenes, rituales, costumbres, música, danza, modas o arquitectura.

Existen tres tipos posibles de significación, que representan tres formas de distribución de predicados: el *univocismo,* el *equivocismo* y la *analogía*. El univocismo sostiene que, para cualquier texto dado, existe una sola interpretación válida, que es verdadera, mientras que cualquier otra que pudiera formularse es necesariamente falsa. El equivocismo reconoce que hay múltiples, o incluso infinitas, interpretaciones para un mismo texto y afirma que no existe criterio alguno para elegir entre ellas, fuera del gusto personal o la conveniencia práctica. La analogía —palabra que originalmente significaba proporción— es multívoca, ya que acepta la existencia de diversas interpretaciones para un mismo texto, pero sin renunciar al intento de evaluarlas. Efectivamente, existen muchas interpretaciones posibles, pero ellas no son necesariamente equivalentes: algunas son mejores, otras no tan buenas, algunas son pobres y otras francamente malas. El criterio que guía esta selección se encuentra en la ontología, es decir, en la intuición del existente que yace detrás del texto y de todas sus interpretaciones. En el caso del psicoanálisis, éste sería la experiencia directa del encuentro personal entre paciente y analista, que se refleja una y otra vez en su interacción, en su diálogo y en sus numerosos intentos —conscientes e inconscientes— de representar y dar cuenta de lo que está ocurriendo en ellos y entre ellos (Tubert-Oklander, 20006 a, b, c).

La hermenéutica analógica medra, en consecuencia, en esa tierra de nadie que se extiende entre la identidad y la diferencia, si bien se inclina predominantemente hacia esta última; su lugar preferido es, entonces, el límite, la frontera, el umbral, el claroscuro entre la luz y las tinieblas (Beuchot, 2003). Ello implica buscar la identidad en la diferencia y la diferencia en la identidad. El resultado es la semejanza, la analogía, aquello que se parece, pero no es exactamente igual. Del univocismo recoge la creencia de que existe una verdad que merece buscarse, aun cuando nunca lleguemos a capturarla, lo que nos protege de caer en la ilusión dogmática y autoritaria de que nuestras interpretaciones actuales son la Verdad misma. Del *equivocismo* obtiene una clara conciencia de la multiplicidad de las interpretaciones, los marcos de referencia y los contextos, pero manteniendo el esfuerzo de preservar la búsqueda de la verdad, si bien una verdad parcial, temporaria y humilde, que deberá compararse con otras versiones de la misma, y sin embargo suficiente para continuar pensando y actuando a partir de ella —en otras palabras, una verdad analógica—.

Fue una disposición semejante a permanecer en el terreno medio entre dos posiciones aparentemente opuestas e incompatibles, la que llevó a Donald Winnicott (1971) a desarrollar su concepto de una "tercera área" o "espacio intermedio" entre lo interno y lo externo, alimentando así su amor por la paradoja. Ésta es, asimismo, la vía preferida por Bolognini en su abordaje de los dilemas de la teoría y la práctica psicoanalíticas. Como veremos más adelante, éste no es el único terreno en el que adopta una postura analógica.

Volviendo ahora al libro, cabe señalar que, después de una introducción denominada "Modelos, armonía y coherencia del psicoanalista", en la que el autor enuncia su posición respecto del psicoanálisis y su pluralidad de teorías y técnica, el resto se divide en dos partes, la primera dedicada a realizar una revisión histórica de la empatía en la literatura psicoanalítica, mientras que en la segunda, llamada "Una perspectiva contemporánea", desarrolla su propia comprensión del concepto, desde el vértice de su práctica clínica.

La Parte I consta de seis capítulos. Aquí Bolognini cumple a conciencia con los requisitos del estilo académico, que exige un concienzudo examen de lo dicho por los autores previos, antes de pasar a exponer los puntos de vista propios. Así lo hizo Aristóteles en el Libro Primero de su Metafísica, y así continuamos haciéndolo en la actualidad. Pareciera que aquí la ciencia predomina sobre la poesía, pero habremos de ver luego lo que ocurre.

El Capítulo 1 sobre "La empatía romántica" nos brinda una encantadora visión del concepto romántico de la "simpatía", entendida como una profunda y casi orgánica continuidad entre el individuo y todo lo que es, lo cual abarca tanto al cuerpo como al espíritu. Esta forma de pensar y concebir las cosas se encontraba, no sólo en la estética y las artes —por ejemplo, en la obra de Theodore Lipps— sino también en la literatura filosófica y científica —con Wilhelm Dilthey y sus Ciencias del Espíritu—, así como en la medicina, donde dio origen al la creencia de que tanto la enfermedad como la salud podía "contagiarse" a través de la convivencia y el contacto con personas sanas o enfermas, respectivamente.

El Capítulo 2, que trata de "Freud y la empatía", nos muestra que el creador del psicoanálisis conocía bien y admiraba los escritos de Lipps, y que temía que el filósofo pudiera haberlo precedido en el desarrollo de la metapsicología. No obstante, raras veces utilizó el término *Einfülung* ("empatía" en alemán), lo que se complicó aún más por el efecto de las traducciones. James Strachey, por ejemplo descartó casi totalmente el término "*empathy*", que le desagradaba profundamente, en su *Standard Edition*, y tradujo *Einfülung* con diferentes expresiones en cada caso, lo que oscurece la comprensión del uso que Freud pudiera haberle dado. Si bien Freud (1913) destacó —en "La iniciación del tratamiento"— la necesidad de mantener una actitud empática[1] y avaló en una carta privada las ideas de Ferenczi (1928) sobre el "tacto" que debería guiar la conducta del psicoanalista frente a su paciente, desconfiaba de todo lo que pudiera conectar al psicoanálisis con la intuición, la irracionalidad o lo que él denominaba el "ocultismo". Esta actitud se relacionaba seguramente con sus rasgos obsesivos, su formación positivista y su ambivalencia hacia las emociones. También puede entenderse, desde luego, en términos de su necesidad de defender al psicoanálisis frente a las críticas destructivas, al enfatizar su carácter científico. En este capítulo, Bolognini se apoya en gran medida en el ya clásico estudio de Pigman (1995) sobre "Freud y la historia de la empatía", pero no por ello deja de plantear su propia visión del asunto.

El Capítulo 3, "Los pioneros" revisa brevemente las contribuciones de Helene Deutsch, Sándor Ferenczi y Robert Fliess. Tal vez las principales contribuciones de Ferenczi hubieran merecido un tratamiento más extenso, pero es posible que esta opinión sea un reflejo de mis propias simpatías teóricas.

El Capítulo 4, dedicado "Los años cincuenta: al redescubrimiento de la empatía", se centra en las contribuciones de los psicoanalistas estadounidenses, al comentar los trabajos de Christine Olden, Roy Schafer, Ralph Greenson, Heinz Kohut y Ping-Nie Pao. De estos autores, destaca la idea de que la empatía requiere de un equilibrio dinámico entre la fusión y la separación, que brinda el alimento para el desarrollo del *self* y de los *self*objects del paciente, y que se requiere de un prolongado esfuerzo para desarrollar la red de comunicaciones que la hace posible.

El Capítulo 5 trata de "La concepción kleiniana y postkleiniana de la empatía". Allí muestra que, si bien estos autores no utilizan el término, el concepto de empatía subyace a los escritos de analistas tales como Herbert Rosenfeld, Roger Money Kyrle, Wilfred R. Bion y James Grotstein. Bion,

[1] En la traducción de López Ballesteros, Freud nos previene contra el riesgo de adoptar "desde un principio una actitud que no sea ésta de cariñoso interés y simpatía" (BN-II: 1671), mientras que Etcheverry traduce esta frase como "un punto de vista que no sea el de la empatía" (AE-XII: 140). Strachey usa aquí la expresión "*sympathetic understanding*".

en particular, desarrolló un concepto ampliado y relacional de la mente, ya que muestra cómo la mente del bebé (o del paciente) se constituye a partir de las respuestas internas y externas de la madre (o del analista) ante sus comunicaciones inconscientes.

El Capítulo 6, denominado "Savo Spazàl y el 'análisis comparado'", se dedica totalmente a una contribución italiana desconocida en nuestro medio: la del analista de Trieste, Savo Spazàl, de origen esloveno y formado en el Instituto de Columbia, cuya personal experiencia transcultural lo sensibilizó al tema del "psicoanálisis comparado" entre las diversas escuelas y tradiciones. Bolognini se apoya particularmente en su trabajo póstumo de 1990, presentado en Padua, pocos meses después de su muerte. Spazàl estudió dos abordajes diferentes para la comprensión de otros seres humanos —incluyendo, desde luego, a los pacientes— que son: una identificación concordante con las experiencias conscientes del otro ("empatía") y una reacción complementaria hacia sus proyecciones de aspectos rechazados del *self* ("contratransferencia"). Si bien los diferentes analistas pueden tender hacia uno u otro polo, en función de su propia organización cognitivo-afectiva y la orientación de la escuela analítica en la que se formaron, el logro de una comprensión más profunda dependerá necesariamente de un equilibrio dinámico entre ambas. Es obvio que Bolognini admira la aportación de Spazàl, pero difiere de él respecto de identificar la empatía con la concordancia, ya que está firmemente convencido de que la verdadera empatía psicoanalítica debiera abarcar todos los aspectos de la personalidad del paciente, incluyendo aquellos que han sido repudiados, escindidos, proyectados o alienados de cualquier otra manera, y que ésta sólo se desarrolla después de un largo período y un prolongado esfuerzo.

Hasta aquí, Bolognini nos presenta un notable escrito académico, en el que exhibe un amplio conocimiento y una profunda comprensión de la forma de pensar y los puntos de vista de las diferentes escuelas y autores psicoanalíticos. Se trata, por lo tanto, de un ejercicio de psicoanálisis comparado. Pero en la Parte II, "Una perspectiva contemporánea", que incluye los Capítulos 7 a 14, presenciaremos la gradual aparición de una forma totalmente diferente de escribir, más emparentada con la literatura que con la academia.

En el Capítulo 7, el autor estudia "La disposición interna del analista: análisis con el yo y análisis con el *self*". Aquí destaca la importancia central de los afectos y de establecer el contacto con las experiencias emocionales del paciente y del analista por igual. En esto puede pensárselo como un continuador de esa particular perspectiva inaugurada por Sándor Ferenczi y Otto Rank en 1923, con la publicación de su libro *El desarrollo del psicoanálisis* (Ferenczi y Rank, 1923). Cierto es que Bolognini no cita este texto, pero no cabe duda de que ha sido influido por los autores del Grupo Independiente británico de la teoría de las relaciones objetales, que desarrollaron ampliamente estas ideas de Ferenczi, si bien habitualmente sin reconocer su origen (Tubert-Oklander, 1999).

El autor define al yo, para los fines de esta discusión, como "núcleo de conciencia y manojo de funciones mentales activas" y al *self* como "esa realidad interna (que incluye representaciones de los objetos) que se revele *duradera, característica* y *constitutiva* del mundo mental de la persona, y que *pueda* ser objeto de su experiencia subjetiva" (p. 101). En otras palabras el yo sería una entidad funcional, mientras que el *self* sería una entidad experiencial. El analista puede trabajar tanto con su yo como con su *self*, y puede entrar en también en contacto con el yo o con el *self* del paciente, lo que determina cuatro combinaciones posibles que definen al diálogo analítico. Si bien cualquiera de ellas podría resultar pertinente en un momento dado del tratamiento, la comprensión más profunda del paciente por parte del analista se da cuando este último logra trabajar con su propio *self* —es decir, con su personalidad total—, combinando así la comprensión emocional y la cognitiva, y los verdaderos desarrollos analíticos se producen cuando se da un diálogo entre el yo-*self* del paciente y el del analista. Este tipo de trabajo es obviamente más riesgoso para el analista que el que desarrolla cuando logra mantener un distanciamiento afectivo, dado que esto implica que no podrá salir del tratamiento sin verse afectado, pero personalmente considero que éste es el único tipo de trabajo analítico que hace realmente una diferencia para ambas partes, lo que lo hace merecedor del nombre de "psicoanálisis"[2].

En el Capítulo 8, el autor aborda la cuestión de "Empatía y contratransferencia: los afectos del analista como problema y como recurso". Allí destaca la importancia y el valor de las reacciones emocionales del analista, las cuales son a la vez inevitables y enriquecedoras para el análisis. En los comienzos del movimiento psicoanalítico hubo una natural desconfianza

[2] Ésta parece haber sido la opinión de Freud, quien nos dice, en su "Historia de una neurosis infantil", lo siguiente "*Sólo aquellos análisis que nos oponen dificultades especiales y cuya realización nos lleva mucho tiempo pueden enseñarnos algo nuevo.* Únicamente en estos casos conseguimos descender a los estratos más profundos y primitivos de la evolución anímica y extraer de ellos la solución de los problemas que plantean las estructuras ulteriores. *Nos decimos entonces que sólo aquellos análisis que tan profundamente penetran merecen en rigor el nombre de tales*" (Freud, 1918, págs. 1942-43, las itálicas son mías).

hacia ellas y un miedo de las nefastas consecuencias que pudieran derivarse del hecho de que el analista perdiera su imperturbabilidad y distanciamiento científicos. No obstante, ya ha pasado más de medio siglo desde que descubrimos que la percepción de los afectos del analista no sólo otorga un sentido natural de realidad y verdad a sus interpretaciones y experiencia de trabajo, sino que también reduce significativamente el riesgo de que actúe sus emociones negadas en las sesiones.

Este capítulo también da inicio a la parte clínica del libro, la cual se ve enriquecida por las conmovedoras presentaciones de casos del autor, una por capítulo. Esto representa un cambio radical del estilo del texto, en la dirección del lenguaje poético, ya que en ellas el autor no sólo incluye una minuciosa discusión de su participación subjetiva en el análisis, sino que también hace un uso extenso de la metáfora para describir aspectos sumamente complejos de la relación. En ello coincide con el gusto que Freud siempre tuvo por la analogía, pero adhiriendo al uso de modelos relacionales y humanos, tal como el maestro hiciera en los Capítulos 2 a 6 de *La interpretación de los sueños* (Freud, 1900), y no al de los modelos físicos y mecánicos del Capítulo 7 del mismo libro.

La parte principal del capítulo es el caso de Aldo, "el *manager* sin corazón", en el que muestra la evolución de una relación tránsfero-contratransferencial sumamente conflictiva y aparentemente estéril, hacia una recuperación final de la dimensión humana del paciente. Esto se logró como un resultado de la capacidad del analista de mantener su neutralidad, entendida "no [... como] la no afectividad, sino [como] una suspensión temporaria de las valoraciones y [...] mantenerse abiertos a percepciones complejas y desarrollos imprevisibles del proceso y el campo psicoanalíticos" (pp. 130-131). Los afectos jamás pueden decidirse o planearse, sino que siempre surgen como desarrollos naturales inesperados. Constituyen tanto una ventaja como un problema, por lo que es necesario lidiar con ellos por medio de la comprensión de su significado.

El Capítulo 9, denominado "Empatía y participación: una distinción necesaria", desarrolla la convicción del autor, que permea todo el libro, de que hay una distinción neta entre la empatía natural, que es una condición necesaria pero no suficiente para el logro de la comprensión psicoanalítica, pero que no puede planearse, y la empatía psicoanalítica, que es siempre el resultado de un duro trabajo analítico. Pero la participación afectiva y las acciones del analista que de ella derivan, resultan habitualmente difíciles de comunicar a los colegas. Pareciera que hay un hueco creciente, que amenaza con convertirse en abismo, entre el carácter absolutamente novedoso de nuestras experiencias analíticas y el convencionalismo del lenguaje técnico que utilizamos para comunicarnos con los colegas, y con nosotros mismos, es decir, para pensar. Esto se ilustra claramente con el caso de Sara, una paciente desconfiada y derrotista, que parecía ser impermeable al psicoanálisis, que amenazaba con dar por terminado el tratamiento. Esta situación de total desesperanza se resolvió finalmente, cuando Bolognini se dejó invadir por este doloroso sentimiento de futilidad e impotencia, y aceptó en silencio que el tratamiento iba a terminar. Aparentemente, lo que la paciente realmente necesitaba era que su analista aceptara compartir con ella este sufrimiento, lo que recuerda a aquel paciente de Winnicott (1960) que una vez le dijo "La primera vez que sentí esperanza fue cuando usted me dijo que no veía esperanza alguna, y continuó con el análisis" (p. 152, mi traducción). Para Bolognini, su experiencia con Sara es un ejemplo de participación afectiva sin empatía, ya que en esta sesión él se limitó a compartir el sentimiento, sin alcanzar una comprensión psicoanalítica del mismo. Pero esta participación es la necesaria precursora de la verdadera comprensión empática.

El Capítulo 10 se llama "El analista bueno y el buen analista: empatía y odio en la contratransferencia". Aquí el autor cuestiona aquella concepción sentimental del psicoanálisis que busca una relación idílica de amor absoluto, cuidado sin fallas y total comprensión, y discute la cuestión de lo que Winnicott (1949) llamaba el "odio en la contratransferencia". La empatía no es necesariamente amor, y algunos pacientes inducen sistemáticamente sentimientos de odio hacia ellos en el analista. Esto lo ilustra Bolognini con el caso de un médico sumamente narcisista, que resultó finalmente inaccesible al psicoanálisis. Es llamativo que este paciente, a diferencia de los otros presentados en el libro, permanece anónimo, lo que sugiere que en este breve tratamiento, que no llegó a empezar realmente, el analista no pudo establecer un vínculo con el paciente lo suficientemente significativo como para ponerle un nombre. El odio contratransferencial resulta inevitable ante una conducta odiosa, pero si el analista lo reprime o lo niega, ello representaría una falta de empatía de su parte.

Este argumento se continúa en el Capítulo 11, "Empatía y empatismo", previamente publicado en el *International Journal of Psycho-Analysis* (Bolognini, 1997), donde ofrece una sutil definición de la empatía:

> La verdadera empatía es, según mi opinión, una condición de contacto consciente y preconsciente caracterizada por la distancia, la complejidad

> y la articulación. Un espectro perceptivo amplio en el que se incluyen todas las tonalidades del color emotivo, desde las más claras hasta las más oscuras; y, sobre todo, un progresivo, compartido y profundo contacto con la complementariedad del objeto, con el yo defensivo y con las partes escindidas del otro, no menos que con su subjetividad egosintónica [pp. 173-174].

Por lo tanto, está en desacuerdo con el punto de vista que identifica a la empatía con la identificación concordante, es decir, con el paciente como sujeto. Desde su perspectiva, la identificación complementaria con los objetos internos del paciente —que otros autores denominan "contratransferencia", diferenciándola así de la empatía— es también una parte esencial de la empatía psicoanalítica, la cual es el armonioso resultado final de un proceso largo, difícil y doloroso. Esto lo ilustra con el caso de Alessandra, que se presentaba con un falso *self* del personaje de una "remilgada señorita de buena familia", sin despertar empatía alguna en el analista, hasta que una interpretación transferencial —"Tengo la sensación de que usted hoy me está pidiendo precisamente complicidad y no comprensión" (p. 181) — reveló la niñita confusa y perseguida que se escondía detrás de la máscara. Sólo entonces pudo el analista experimentar una verdadera empatía con su sufrimiento. "Empatizar" no puede plantearse jamás como una tarea o una pretensión, ya que la empatía no puede planearse; es una meta, no un método. El caso de Ada, quien parecía haber ahogado todos su impulsos y deseos, llegó a desesperar al analista, pero logró salir de ello por medio de una reflexión interna acerca de todo lo que sabía sobre ella, que finalmente se transformó en una interpretación. Al respecto escribe: "Esta intervención no fue generada por la empatía con la paciente, sino por un buen acuerdo interno con lo que [yo] pensaba y sentía en ese momento"[3] (p. 193). En consecuencia, el analista debe ser también empático consigo mismo. Esto lleva al autor a una conclusión, que bien puede resumir la intención del libro:

[3] Inserto el pronombre de la primera persona del singular, para evitar la ambigüedad de la traducción castellana, que podría sugerir que los sentimientos y pensamientos eran de la paciente. En la publicación original en inglés (Bolognini, 1997, 2004a) dicha ambigüedad no existe, ya que en este idioma jamás se omite el sujeto del verbo, mientras que en italiano (Bolognini, 2002) la conjugación del verbo indica sin lugar a dudas si el sujeto es la primera o la tercera persona.

> Yo creo que una empatía efectiva y auténtica es el fruto de una serie de válidas sintonizaciones concordantes y complementarias, bien elaboradas e integradas; que la participación es un precursor de la empatía, de la cual constituye su necesaria premisa de la experiencia en bruto, pero no el producto final, ni mucho menos la garantía (p. 197).

El Capítulo 12, sobre "Empatía e inconsciente", aborda el difícil problema de la metapsicología de la empatía. Esto me decepcionó un poco, porque me parecía que Bolognini recurría al freno en un momento en que le hubiera tocado acelerar, pero esta impresión probablemente sea sólo un reflejo de mi propia posición teórica. Estoy firmemente convencido de que las experiencias clínicas del tipo descrito por el autor exigen con urgencia una renovación amplia y profunda de la teoría generalmente aceptada. Es obvio que Bolognini no comparte este punto de vista, ya que se mantiene dentro de los tradicionales modelos topográfico y estructural. Si bien suscribo plenamente el aforismo de Winnicott (1971) de que "en cualquier campo de la cultura *no es posible ser original sino es sobre la base de una tradición*" (p. 117, mi traducción, itálicas del autor) —el cual coincide con la teoría de Hans-Georg Gadamer (1960) acerca de la función de la tradición en la interpretación hermenéutica—, en el continuum que va de la tradición a la innovación, personalmente me inclino hacia la segunda, mientras que Bolognini está más cercano a la primera, al menos en cuestiones de teoría. Es muy posible que este tipo de preferencias sean básicamente una cuestión de temperamento, pero no cabe duda de que toda comunidad intelectual requiere contar con osados innovadores y guardianes de la tradición.

Pero cualquier decepción que pudiera haber sentido se disolvió inmediatamente, transformándose en franca admiración, cuando encontré que cerraba el capítulo con el caso de Anna, quien mantenía una sonrisa forzada y exigía una total apertura personal del analista, a un tiempo que se resistía denodadamente ante cualquier intento de desarrollar un diálogo analítico. Aquí Bolognini desarrolló un delicado trabajo analítico frente a un recuerdo infantil —la mutua exhibición de genitales con su hermano, que fuera traumáticamente interrumpida por la aparición de su padre, seguramente análogo a sus exigencias de exhibición de las intimidades de su analista—. Su decisión de centrarse en lo que faltaba en su relato de la paciente —sus sentimientos frente al estallido de ira del padre—, en vez de someterse a su maniobra defensiva de destacar solamente el aspecto sexual del episodio, le permitió llegar finalmente a una profunda y empática comprensión.

Lo que se requería en este caso en el que el analista no parecía ser capaz de empatizar con su paciente, era una empatía con el yo defensivo de la misma, que la denunciaba como "colaboracionista" cuando decidía cooperar conscientemente.

Pero el siguiente Capítulo 13 sobre "Empatía y fusión" se encuentra mucho más próximo a la revisión teórica que yo buscaba, ya que desarrolla el tema de las experiencias fusionales normales, tanto en la vida cotidiana como en el análisis. La salud mental depende de la capacidad de oscilar entre los momentos de fusión y otros de separación. Este enfoque se asemeja a las ideas de Hans Loewald (1949) —a quien no cita— y a las de José Bleger (1967) —citado en un capítulo previo—, quienes sugirieron que las experiencias de indiscriminación primitiva coexisten todo el tiempo con aquellas de individuación y separación. Pero Bleger, particularmente, transformó esta hipótesis en una innovación mayor en la teoría, al proponer la existencia de una tercera posición que complementaba las posiciones esquizo-paranoide y depresiva kleinianas, caracterizada por la indiscriminación, el sincretismo y la ambigüedad. Bolognini, por su parte, subraya la necesidad de prestar atención a los desarrollos normales y saludables, y no sólo a la patología, con el fin de entender mejor las experiencias de fusión.

El capítulo termina con el análisis de Leopoldo, un narcisista con rasgos perversos, que evoluciona durante una sesión, desde posición habitual de ira y desafío, a una relajación regresiva que permite una mutua inmersión en una atmósfera tranquila y pacífica. El elemento que produjo el cambio fue una interpretación alcanzada por el analista, pero que éste guardó para sí, porque sentía que no había llegado aún el momento adecuado para pronunciarla. El hecho de que una interpretación pensada pero no dicha tenga un efecto semejante sobre el clima de la sesión es ciertamente un elemento a favor de la hipótesis que afirma la oculta existencia de un nivel fusional de la relación, coexistente con aquel más visible y diferenciado de la relación interpersonal.

El Capítulo 14, "Empatía natural y empatía psicoanalítica" comienza con una deliciosa viñeta del dibujante francés Sampé, en la que una señora madura intenta tranquilizar a su gato, que mira por la ventana, con un aire desolado, como el dueño de casa corre y juega con el perro en el jardín, diciéndole "No te preocupes, no se están divirtiendo, ¡simulan!" (p. 242). Evidentemente, la señora ha intuido la reacción emocional del gato ante su exclusión, y esto es empatía. Más allá de la intención y el efecto humorístico del dibujo, es un hecho que la capacidad humana para ponerse en el lugar de otro y comprender sus experiencias no se limita a los seres humanos, sino que se extiende a la comprensión de aquellos animales con los que convivimos, como lo puede atestiguar cualquiera que haya tenido un perro (y Bolognini es también conocedor y amante de los perros, como lo veremos más adelante).[4]

La empatía natural es una capacidad espontánea, que se encuentra en personas comunes y corrientes, que no tienen la formación necesaria para alcanzar este tipo de comprensión. El contar con este tipo de habilidad natural es ciertamente una ventaja para cualquiera que pretenda llegar a ser psicoanalista, pero la formación ciertamente desarrolla otros recursos que facilitan el surgimiento de la empatía y que le ayudarán a reconocerla cuando ocurra. Esto lo ilustra con un caso que él supervisara. En la sesión que nos narra, la paciente cuenta cómo pudo observar y comprender empáticamente a una niña que fingió haberse caído, con el fin de atraer la atención de su madre, que se mostraba poco sensible y desconectada de ella. El analista reconoció y validó esta comprensión de la paciente, para luego interpretarle que había utilizado este relato para hacerle conocer su propio profundo sufrimiento. La paciente se sintió conmovida por esta interpretación. Entonces el supervisor pudo señalarle a su joven colega que este episodio representaba también un comentario, por parte de la paciente, acerca de su propia falta de empatía, durante la semana anterior, en la que había interpretado, insistentemente, tratando de hacerle ver sus intentos de tener todo bajo control. El autor utiliza este episodio clínico, con sus múltiples niveles de análisis y significación, para mostrar las semejanzas y las diferencias entre la empatía natural y espontánea, y su versión psicoanalítica, más fina y cultivada.

En el capítulo final de "Conclusiones", Bolognini destaca que, para él, la empatía es sólo *"uno de los múltiples aspectos, niveles y sectores que componen la teoría y la práctica del psicoanálisis"* (p. 256, itálicas del autor). Subraya también la "delicadeza", que es fugaz y espontánea, y no puede ser fijada ni reproducida a voluntad. Puede, sin embargo, esperársela, reconocérsela cuando ocurre y valorársela. Es, además, algo que no debiera expresarse siempre inmediatamente en palabras, dado que muchos pacientes presentan durante mucho tiempo una intolerancia ante la cercanía emocional, y que aborrecen la experiencia de ser vistos en su intimidad por otro ser humano.

El libro culmina en una última viñeta clínica, que el autor nos entrega sin añadir comentario alguno, dejando así que resuene en nuestro interior. Es una sesión en la fase final del análisis del señor Piero, un paciente extremadamente difícil que se había mostrado hipercrítico, sarcástico e impermeable durante

---

[4] Llama la atención que el dibujo, que se incluyera en las ediciones italiana y castellana, se omitió en la inglesa, a pesar de que el texto se refiere extensamente a él.

años[5]. El analista y su paciente habían logrado establecer finalmente una comunicación significativa, sumada a un mutuo respeto y simpatía, desarrollando así lo que podría calificarse como el equivalente psicoanalítico de una buena amistad. El señor Piero había planteado ya la terminación del tratamiento, por lo que habían acordado darle fin el verano siguiente. Esto fue aceptado por Bolognini con cierta renuencia, ya que lo vivía como una pérdida.

En la sesión que nos presenta, el paciente aparece, no obstante, como la verdadera aplanadora que antes solía ser. Ha tenido un profundo disgusto, y una herida narcisista, en sus tratos con una compañía cuyo nombre incluye una palabra relacionada con "Bologna" —hecho que Bolognini no registró en ese momento, a pesar de la obvia referencia a su nombre—. Su esposa no comprendió la magnitud de su malestar emocional y pretendió ayudarlo con sugerencias prácticas; el resultado es que el paciente se manifiesta cada vez más furioso con la esposa y con la compañía "boloñesa", mientras que el analista no logra conectarse y se va sintiendo cada vez más disgustado, hastiado y decepcionado.

En un momento, el paciente hace una pausa y cambia de discurso, pasando a relatar algo que había ocurrido cuando debió cenar solo en otra ciudad, la noche anterior, por motivos de trabajo, en un restaurante semivacío. Cerca de él había una pareja de alemanes. De pronto pudo ver que la mujer se había quitado los zapatos y movía los dedos de los pies; esto lo disgustó profundamente y estaba a punto de llamar al mesero para protestar por esta conducta. Al escuchar este relato, Bolognini no pudo evitar reírse en silencio, pensando en la exigencia, minuciosidad y exquisitez de su paciente, a un tiempo que disfrutaba esta pequeña venganza por la desagradable media hora que acababa de hacerle pasar.

A pesar de que el analista no cree haber expresado nada de esto acústicamente, el señor Piero se detuvo y, después de una breve pausa, dijo con seriedad: "En ese momento, la chica tomó el vaso con el pie, y se lo llevó a la boca y, al hacerlo, se tuvo que dar vuelta un poco. No tenía brazos" (p. 261).

[5] Cabe destacar, dentro de los imprevisibles avatares de la traducción, que en la edición inglesa *il signor Piero* se transformó, sorprendentemente, en *Mr P.* ¿Será esto una expresión de la tendencia cultural anglosajona a valorar lo impersonal y distante, y a desconfiar de lo personal y la cercanía?

En el silencio total que siguió a este inesperado desenlace del relato, el analista se sentía sacudido y profundamente avergonzado por haberse reído para sus adentros. Entonces, el señor Piero le dijo:

> "Sé que también usted primero se rió, y que después se quedó fulminado. Como yo. Creo que nos entendemos perfectamente. ¡¿Ve, doctor, como un gesto desagradable puede ser juzgado mal si no se conoce toda la situación?!" (*íbid.*).

Fue entonces que el Bolognini pudo alcanzar una verdadera empatía con el señor Piero, al comprender que, al hablar de esa mujer mutilada e incomprendida, había estado hablando de sí mismo, que durante tantos años había expresado su sufrimiento de una manera profundamente desagradable, sin poder ser visto ni comprendido por los demás —incluyendo a su analista durante la última media hora—, de la misma manera en la que él no los veía ni comprendía, ni se veía ni comprendía a sí mismo. Todo esto había logrado hacerle vivir, sufrir y finalmente comprender al analista, durante esta sesión del período terminal que recapitulaba largos años de análisis, que no habían pasado en vano. Evidentemente, estos dos seres humanos habían llegado a entenderse perfectamente, como lo afirmó el paciente.

Y con este último gesto, conmovedor y elegante, Stefano Bolognini se despide de nosotros, reflexionando acerca de "este extraño trabajo nuestro, tan imprevisible, en el que no podemos casi nunca decidir lo que nos tocará vivir" (p. 262).

A esta altura de mi análisis, el libro de Bolognini —que no dudo en recomendar a todos los colegas— se me aparecía como un ejemplo de mejor tradición de la literatura psicoanalítica, combinando un amplio conocimiento académico de nuestra profesión, claridad y profundidad en su pensamiento, gran habilidad y sutileza en su comprensión y su trabajo clínico, y una notable habilidad para transmitir y compartir sus experiencias analíticas a los lectores. Pero apenas hube terminado de escribir mi primer ensayo de revisión bibliográfica, un nuevo elemento llegó a mis manos, en la forma de otro libro del autor —escrito antes que el que acababa de analizar— que cambió totalmente mi perspectiva sobre Bolognini como escritor, como veremos a continuación.

III. Como el viento, como la ola: una perspectiva diferente

Un viernes a mediodía, llegando a mi casa de una muy interesante conferencia en la Universidad, me encontré con un sobre que había traído el cartero: era un nuevo maravilloso regalo de Stefano Bolognini. Al abrirlo, me encontré con un pequeño libro en inglés, llamado *Like Wind, Like Wave: Fables from the Land of the Repressed* ("Como el viento, como la ola. Fábulas del país de lo reprimido") (Bolognini, 2006). Se trata de una tardía traducción inglesa de un volumen originalmente publicado en 1999, con el título *Come vento, come onda. Dalla finestra di uno psicoanalista, i nostri (bi)sogni di gloria* ("Como el viento, como la ola. Desde la ventana de un psicoanalista, nuestras necesidades/sueños de gloria"), por el cual recibió el Premio "Gradiva" en 2000.

En las pocas líneas que Stefano añadió a su envío, me ofrecía "una lectura tal vez más ligera" que la del libro anterior, que había sido el tema de mi comentario bibliográfico, que yo ya le había enviado. Además, era obvio, a partir de una breve inspección de su índice y de la lectura del prólogo que Owen Renik escribió para la edición inglesa, que éste no era un libro técnico, sino literario. Sus diez capítulos constituían otras tantas historias, basadas en reminiscencias personales. Por lo tanto, me sumergí inmediatamente en su lectura, la cual me fascinó en grado tal, que no pude parar hasta terminarlo la mañana siguiente. Me encantó el libro y, pesar de que la traducción de Malcolm Garfield es excelente, me quedé con las ganas de volver a leerlo en su versión original en italiano.

Stefano tenía razón, pero en parte: efectivamente, era una lectura más ligera, pero también más profunda. Owen Renik elogia sin reservas la escritura de Bolognini y señala que los diez breves textos recogidos en este volumen son todos, a la vez, tanto cuentos cortos, como ensayos y estudios psicoanalíticos, abordando los grandes temas de la existencia humana, pero siempre a partir de una historia concreta, de un episodio de su propia vida.

Pero también el prologuista aprovecha para expresar una crítica de la literatura psicoanalítica contemporánea, en los siguientes términos:

> En un tiempo ya pasado, los psicoanalistas escribían bellos textos. La elegancia de la prosa de Freud, por ejemplo, le ganó el muy apreciado Premio Goethe de literatura. En esos días, los psicoanalistas reconocían implícitamente la naturaleza subjetiva de la comprensión que sostenían haber alcanzado. Parecían haberse dado cuenta de la verdad que Fellini enunció concisamente, cuando dijo: "El único verdadero realista es el

> artista, porque testifica su propia visión de la realidad." Por lo tanto, tendían a comunicar sus descubrimientos en forma anecdótica. [...]
> Luego pasó algo triste. Debido a una búsqueda de legitimidad, los psicoanalistas comenzaron a imitar a los físicos y a los químicos en sus escritos profesionales; cada vez más se impuso la moda de utilizar una voz abstracta e impersonal, cuantificando sus resultados toda vez que fuera posible. No diré que ésta era una tendencia hacia una literatura más científica, ya que este esfuerzo estaba totalmente equivocado. Se comenzó a manejar los datos provenientes de la indagación psicoanalítica como si fueran equivalentes a los de la física y de la química, en formas que no lo son. El resultado ha sido una literatura psicoanalítica que, en el mejor de los casos, es menos científica que la original, en los tiempos en los que los psicoanalistas reconocían que comunicaban mejor sus ideas como relatores de cuentos [Renik, 2006, pp. ix-x, mi traducción]

Concuerdo totalmente con Renik: el género literario creado por Freud es hoy en día una especie en extinción. Imagino que, si él fuera a someter su "Gradiva" al arbitraje de algunas de las más prestigiadas publicaciones psicoanalíticas del mundo actual —particularmente, aquellas de habla inglesa—, los anónimos jueces le exigirían que fuera conciso y se limitara a la consideración de un solo problema bien definido, evitando perderse en divagaciones filosóficas o refinamientos literarios, que pasara revista a la literatura pertinente, adoptara un estilo impersonal, ahorrara a los lectores sus coloridas metáforas, presentara una breve viñeta clínica en apoyo a sus conclusiones y se abstuviera de plantear desaforadas generalizaciones, sobre la base de datos escasos y poco confiables. No sé que hubiera hecho el Maestro en un caso semejante, pero en lo personal he decidido incluir los nombres de cualquier revista que me haga llegar este tipo de realimentación, en la lista negra de aquellas publicaciones a las que jamás les volveré a enviar un artículo.

Desde esta perspectiva, el libro de Bolognini es un texto verdadera y profundamente psicoanalítico, aún cuando no hable de psicoanálisis, ni incluya viñetas clínicas o extensas disquisiciones teóricas. ¿Qué quiero decir con esto? Que se trata de un libro que sólo un psicoanalista podría haber escrito y que, si bien puede transmitir un significado profundo a cualquier lector sensible, sólo dará sus mejores frutos si éste ha tenido una experiencia analítica, como psicoanalista o como analizado.

En los diez bellos cuentos que componen este pequeño volumen, el autor se muestra plenamente, de una manera que los psicoanalistas solemos evitar sistemáticamente. Al terminar la lectura de *La empatía psicoanalítica*, un lector puede saber mucho acerca de Bolognini como analista, pero prácticamente nada de él en tanto persona; acaso se percibe su amor por el cine, ya que con frecuencia utiliza películas como metáforas, y tal vez una vaga resonancia de su interés por los perros y las artes marciales, que al menos yo sólo a posteriori, después de leer el segundo libro, pude identificar. En cambio, este último nos habla de su infancia y adolescencia, sus sueños, sus gustos, su miedo a los perros que posteriormente se transformó en un amor indiscutido, su gusto por las artes marciales, su familia, sus mentores, sus comienzos en la medicina y su continuación actual de la tradición familiar de plantar árboles. Lo más notable es que toda esta información personal, que uno pudiera pensar que sólo a él le interesa, abre el camino para profundas reflexiones acerca de la vida y la condición humana.

Siendo yo también un amante de los perros, disfruté particularmente aquellos episodios que se referían a nuestros amigos caninos. (Precisamente en este momento, mientras escribo, me acompaña Diva, mi mastín napolitano, que suele gozar de un feliz sueño durante muchas sesiones psicoanalíticas.) Percibo también, en todo el libro, una profunda simpatía, comprensión y veneración por la vida en todas sus formas —niños, perros, árboles, comunidades, tradiciones—, una vida que brota espontánea y plena de energía, a pesar de los laboriosos esfuerzos de todos aquellos cuya compulsión es la de podar sus manifestaciones —incluyendo en ello a los anónimos árbitros de nuestras publicaciones—. Éste es un sentimiento que comparto plenamente, y que constituye la base de mi comprensión y mi práctica del psicoanálisis.

Otro tema que se extiende a lo largo del texto es el de los mentores, aquellas figuras paternas y maternas que estimulan, cobijan y apoyan el desarrollo de los jóvenes, ofreciéndose como un ejemplo de una forma posible de ser, la cual no se torna persecutoria porque no son los verdaderos padres y madres: tíos, maestros, personajes ideales e incluso psicoanalistas (o cantineros, como lo sugirió el autor en una presentación clínica que tuve ocasión de escuchar durante el Congreso Psicoanalítico Internacional de Nueva Orleáns). Un ejemplo particular de ello se encuentra en el segundo de los cuentos, cuyo título da el nombre al libro. En él nos cuenta la experiencia, durante su adolescencia, de presenciar la fascinante exhibición del Gran Maestro de las artes marciales, Hiroshi Tadá, cuyo nombre se transformó en una leyenda que aún persiste entre los aficionados a esta disciplina. Su imperturbable calma, la precisión de sus movimientos y la elegancia con la que venció sin esfuerzo aparente a todos los maestros italianos que fueron sus oponentes, primero uno a uno y luego todos a la vez, dejaron una imborrable huella en su espíritu. Pero lo que más le impactó fueron los poemas que recitó, en un rudimentario italiano, mientras acababa con todos sus oponentes locales, que lo atacaron simultáneamente, en un vano intento de venganza ante la derrota que les infligiera previamente en forma individual: "Como el viento empuja la ola... la ola empuja la arena... como la arena liga el viento... el viento empuja la ola..."

Al respecto, Bolognini se pregunta —¡psicoanalista al fin!— cómo es que la grandeza de Tadá no tuvo un efecto desmoralizante sobre él y sus amigos, al compararse con él, devenido un ideal del yo inalcanzable. Su respuesta es sumamente interesante:

> Una respuesta posible es que esto se debe a que él era un fenómeno, totalmente ajeno, venido de otro planeta. No se trataba de un ideal del yo banalmente "excesivo"; él era muchísimo más que eso.
> Los conflictos —de ambivalencia, enojo y humillación— los experimentábamos hacia aquellos de nuestros compañeros que eran más fuertes o capaces, o incluso hacia nuestro maestro [italiano de yudo] Visentin, quien era, desde luego, mucho más poderoso que nosotros, pero que estaba hecho de la misma materia.
> El mágico Tadá, en cambio, era quizás la emanación, personificada y concretizada, de nuestro secreto deseo de omnipotencia: un ideal del yo tan ideal que jamás lo hubiéramos siquiera imaginado. Él sólo podía dejarnos pasmados [Bolognini, 2006, p. 27, mi traducción].[6]

Concuerdo con él en que el Gran Maestro estaba tan absolutamente distante de todos los que asistieron a su presentación, que no hubiera tenido sentido alguno competir con él en este campo, como pronto habrían de descubrirlo, a costa de mucho dolor, los maestros italianos. En todas las actividades humanas encontramos unas pocas personas que destacan absolutamente en ellas, y que existen en y pertenecen a una dimensión diferente. Para aquellos que logran contemplarlos sin envidia, pueden cumplir la misma función que la Estrella Polar o la Cruz del Sur, al señalar la dirección de nuestra travesía. El norte y el sur no son lugares concretos a los que podamos llegar, sino

[6] Para la traducción castellana de este fragmento del libro me he basado en la traducción inglesa de Malcolm Garfield (Bolognini, 2006), a cuyo paginado me refiero, cotejándola con el original italiano (Bolognini, 1999).

caminos a seguir, y las estrellas en el firmamento están fuera de nuestro alcance, pero nos marcan el curso de nuestra existencia.

En todo caso, el Gran Maestro Hiroshi Tadá nunca pretendió ser poseedor de aquel poder que fluía a través de él: "como el viento, como la ola" era la expresión de una corriente profunda e irresistible que lo atravesaba, lo arrastraba y se manifestaba en él. Podríamos decir, en palabras de Lacan, que "era el portador del Falo, pero no era el Falo". Esta humilde actitud es, en sí misma, el polo opuesto de los torpes y narcisistas intentos de los maestros italianos de competir con él. Esto es lo que todas las grandes religiones han tratado de enseñarnos, que renunciemos a nuestras pretensiones de omnipotencia, asignándosela a algo o alguien que esté mucho más allá de las fronteras del yo: "Porque Tuyo es el reino, Tuyo es el poder y Tuya es la gloria, ahora y por siempre".

Dejo de lado el comentario de los otros nueve cuentos de esta colección, que queda abierto para quienes decidan buscarlo y leerlo, para pasar a aquello que yo encontré en él. Ahora puedo apreciar que esta lectura "más ligera", pero también más profunda, no se restringe a las "fábulas" del autor, sino que también es parte esencial de sus escritos psicoanalíticos. Cierto es que *La empatía psicoanalítica* tiene un comienzo fatigoso, ya que debe pasar revista a la literatura previa sobre el tema, pero esto cambia dramáticamente en la segunda parte, de cuya estructura narrativa comienzan a surgir muchos personajes memorables. En particular, el caso del señor Piero, que es el que pone fin al libro, podría haber sido incluido como una más de sus "fábulas". Aquí tenemos un cuento dentro de un cuento —comparable con la "obra dentro de una obra" del *Hamlet* shakesperiano— que conmueve al lector y lo arrastra hacia la elegante y precisa conclusión: "¿¡Ve, doctor, como un gesto desagradable puede ser juzgado mal si no se conoce toda la situación!?"

La estructura narrativa de este último relato pareciera especialmente diseñada para ilustrar el aforismo de Edgar Allan Poe, surgido de su artículo de 1846 "La filosofía de la composición", de que los relatos deben escribirse "de atrás para adelante" (*backwards*), es decir, que deben escribirse en función de su desenlace, de manera tal que su planteamiento y desarrollo enteros se dirijan a y contribuyan al mismo:

> Nada resulta más claro que el hecho de que todo argumento que merezca el nombre de tal, debe ser planeado desde el comienzo hasta su desenlace, antes de que nada sea sometido a la pluma. Sólo cuando no

> perdemos de vista el desenlace, podemos dar al argumento la semblanza indispensable de consecuencia o causalidad, haciendo que los incidentes, y especialmente el tono, contribuyan en todo momento al desarrollo de la intención [Poe, 1846, pp. 9-10].[7]

Creo que este ejemplo basta para refutar la muy difundida creencia de que existe una divergencia y oposición irreconciliables entre los estilos científico y literario, al menos en lo que al psicoanálisis se refiere; no la encontramos en Freud y ciertamente tampoco en Bolognini. Este último es indudablemente un escritor, en todo el sentido de la palabra, y el amplio reconocimiento que han tenido sus libros nos brinda una luz de esperanza de que tal vez estemos al inicio de un renacimiento de la tradición de la literatura psicoanalítica, que había sido sofocada por el predominio de la versión positivista del psicoanálisis y el prestigio de la investigación empírica en los ámbitos del psicoanálisis institucionalizado. Sólo nos queda confiar en que, en el delicado equilibrio que siempre debe mantenerse entre la imaginación y el rigor, el psicoanálisis del Siglo XXI se permita una dosis mayor de la primera, sin tener por ello que renunciar al segundo.

Resumen

La literatura psicoanalítica ha presentado siempre un carácter dual y aparentemente contradictorio. Se ajusta, por un lado a los cánones del estilo académico occidental —impersonal, racional y despojado de toda connotación sensorial o experiencial, con el fin de limitarse a lo conceptual—. Por el otro, ha desarrollado una modalidad eminentemente icónica de representar la experiencia clínica y compartirla con el lector. Los escritos de Freud presentan ambas características.

La obra de Stefano Bolognini representa una síntesis de esta dualidad, cumpliendo, por una parte, con las exigencias académicas de claridad y rigor, y por la otra, aplicando la sutileza literaria para la transmisión de la experiencia clínica.

El autor comenta extensamente, en primer lugar, el libro de Bolognini *La empatía psicoanalítica,* que constituye una importante contribución a la mejor comprensión del tema, destacando asimismo su calidad literaria.

[7] El original inglés dice: "Nothing is more clear than that every plot, worth the name, must be elaborated to its *dénouement* before anything be attempted with the pen. It is only with the *dénouement* constantly in view that we can give a plot its indispensable air of consequence, or causation, by making the incidents, and especially the tone at all points, tend to the development of the intention."

Luego pasa a su libro de cuentos *Como el viento, como la ola*, destacando su carácter psicoanalítico, a pesar de que no habla de pacientes, de técnica, ni de teoría. Se ve así el aspecto literario de un texto psicoanalítico y el aspecto psicoanalítico de un texto literario.

Concluye que el amplio reconocimiento que han tenido los libros de Bolognini puede ser un indicador de que estemos al inicio de un renacimiento de la tradición de la literatura psicoanalítica, que había sido sofocada por el predominio de la versión positivista del psicoanálisis y el prestigio de la investigación empírica en los ámbitos del psicoanálisis institucionalizado.

Palabras clave: dualidad, empatía, estilo, literatura psicoanalítica,

Summary

Psychoanalytic literature has always had a dual and seemingly contradictory character. It follows the requirements of Western academic style —rational, impersonal, and devoid of any sensuous or experiential connotation, in order to stick to the conceptual level—, but it has also developed an iconic way of representing clinical experience and sharing it with the reader. Both characteristics are to be found in Freud's writings.

The writings of Stefano Bolognini are a synthesis of this duality, as they fulfill the academic requirements of clarity and rigor, on the one hand, and apply literary subtlety to the transmission of clinical experience, on the other.

The author reviews, in the first place, Bolognini's book *Psychoanalytic Empathy,* which is a major contribution to the understanding of the concept, while also emphasizing its literary merits. Then he comments on his book of short stories *Like Wind, Like Wave*, highlighting that it is a psychoanalytic book, even though it does not refer to patients, technique, or theory. This shows the literary aspect of a psychoanalytic text, and thee psychoanalytic aspect of a literary text.

His conclusion is that the wide acceptance received by Bolognini's books may be a sign that we are at the beginning of a revival of the original tradition of psychoanalytic literature, which had been hampered by the predominance of the positivistic version of psychoanalysis and the prestige of empirical research in institutionalized psychoanalysis.

Keywords: duality, empathy, psychoanalytic literature, style

Bibliografía

BEUCHOT, M. (1997): *Tratado de hermenéutica analógica. Hacia un nuevo modelo de interpretación*, tercera edición. México, D. F.: Facultad de Filosofía y Letras, UNAM-Editorial Itaca, 2005.

BEUCHOT, M. (2003): *Hermenéutica analógica y del umbral*. Salamanca: Editorial San Esteban.

BEUCHOT, M. (2004): *Hermenéutica, analogía y símbolo*. México, D. F.: Herder.

BION, W. R. (1967): "Notas sobre la memoria y el deseo." *Revista de psicoanálisis*, 1969, 26 (3): 679-692.

BION, W. R. (1970): *Attention and Interpretation. A Scientific Approach to Insight in Psycho-Analysis and Groups*. Londres: Tavistock. [Traducción castellana: *Atención e interpretación*. Buenos Aires: Paidós, 1974.]

BLEGER, J. (1967): *Simbiosis y ambigüedad. Estudio psicoanalítico*. Buenos Aires: Paidós, 1978.

BOLOGNINI, S. (1997): "Empathy and empathism." *International Journal of Psycho-Analysis*, 78: 279-93.

BOLOGNINI, S. (1999): *Come vento, come onda. Dalla finestra di uno psicoanalista, i nostri (bi)sogni di gloria*. Turín: Bollati Boringhieri.

BOLOGNINI, S. (2002): *L'empatia psicoanalitica*. Turín: Bollati Boringhieri.

BOLOGNINI, S. (2004a): *La empatía psicoanalítica*. Buenos Aires: Lumen.

BOLOGNINI, S. (2004b): *Psychoanalytic Empathy*. Londres: Free Association Books.

BOLOGNINI, S. (2006): *Like Wind, Like Wave: Fables from the Land of the Repressed*. Nueva York: Other Press.

FERENCZI, S. (1928): "The elasticity of psycho-analytic technique." En Ferenczi (1955): *Final Contributions to the Problems and Methods of Psycho-Analysis*. Nueva York: Brunner/Mazel, 1980, pp. 87-101.

FERENCZI, S. & Rank, O. (1923): *The Development of Psychoanalysis*. Madison: International Universities Press, 1986.

FREUD, S. (1900): "La interpretación de los sueños." BN-I: 343-720. AE-IV/V.

FREUD, S. (1912): "Consejos al médico en el tratamiento psicoanalítico." BN-II: 1655-1660. AE-XII: 107-119.

FREUD, S. (1913): "La iniciación del tratamiento." BN-II: 1661 1674. AE-XII: 121 144.

FREUD, S. (1918): "Historia de una neurosis infantil (caso del 'Hombre de los Lobos')." OC-II: 1941-2009. AE-XVII: 1-112.

FREUD, S. (1960): *Letters of Sigmund Freud*, seleccionadas y editadas por Ernst L. Freud, traducidas por Tania y James Stern. Nueva York: Basic Books.

GADAMER, H.-G. (1960): *Verdad y Método. Fundamentos de una hermenéutica filosófica*, traducción de la 5ª edición de 1975 por A. Agud y R. de Agapito. Salamanca: Sígueme, 1999

LOEWALD, H. (1949): "Ego and reality." *International Journal of Psycho-Analysis*, 32: 10-18.

MERLEAU-PONTY, M. (1945): *Fenomenología de la percepción.* México: Origen/Planeta.

MERLEAU-PONTY, M. (1958): *La fenomenología y las ciencias del hombre.* Buenos Aires: Nova, 1977.

PIGMAN, G. W. (1995): "Freud and the history of empathy." *International Journal of Psycho-Analysis*, 76: 237-256. [Traducción castellana: "Freud y la historia de la empatía." *Libro Anual de Psicoanálisis* – 1995. São Paulo: Editora Escuta, 1997, pp. 123-143.]

POE, E. A. (1846): "La filosofía de la composición", traducción de Carlos María Reylés. En *La filosofía de la composición, seguida de El cuervo.* México, D. F.: Fontamara, pp. 9-27. [Texto original inglés: "The philosophy of composition." Página de Internet de Bartleby.com, en la dirección <http://www.bartleby.com/109/11.html>.]

RENIK, O. (2006): "Foreword." En Bolognini (2004b), pp. ix-xi.

ROBBERECHTS, L. (1964): *El pensamiento de Husserl.* México, D. F.: Fondo de Cultura Económica, 1968.

TUBERT-OKLANDER, J. (1999): "Sándor Ferenczi e la nascita della teoria delle relazioni oggettuali." En Borgogno, F. (a cura di): *La partecipazione affettiva dell' analista. Il contributo di Sándor Ferenczi al pensiero psicoanalitico contemporaneo.* Milán: Franco Angeli, pp. 261 287.

TUBERT-OKLANDER, J. (2006a): "I, Thou and Us: Relationality and the interpretive process." *Psychoanalytic Dialogues,* 16 (2): 199-216.

TUBERT-OKLANDER, J. (2006b): "On the inherent relationality of the unconscious: Reply to commentary." *Psychoanalytic Dialogues,* 16 (2): 227-239.

TUBERT-OKLANDER, J. (2006c): "Libros, personas, diálogos, danzas. La interpretación hermenéutica y la interpretación psicoanalítica." Presentado en el Seminario de Hermenéutica. México, D. F., Instituto de Investigaciones Filológicas, UNAM, septiembre de 2006.

TUBERT-OKLANDER, J. (2007): "Review of *Psychoanalytic Empathy,* by Stefano Bolognini." Publicado en *Psychologist-Psychoanalyst* (órgano oficial de la División 39 de la Asociación Psicológica Americana), 27 (1): 54-59. Reproducido en la página de Internet de la División 39 de la American Psychological Association: <http://www.division39.org/pub_reviews_detail.php?book_id=261>

WINNICOTT, D.W. (1949): "Hate in the countertransference." En Winnicott (1958): *Through Paediatrics to Psycho-Analysis.* Londres: The Hogarth Press and the Institute of Psycho-Analysis, 1978, pp. 194-203. [Traducción castellana: "El odio en la contratransferencia". En Winnicott (1958): *Escritos de pediatría y psicoanálisis.* Barcelona: Laia, 1981, pp. 267-279.]

WINNICOTT, D. W. (1960): "Ego distortion in terms of true and false self." En Winnicott (1965): *The Maturational Processes and the Facilitating Environment.* Londres: The Hogarth Press and the Institute of Psycho-Analysis, 1979, pp. 140-152. [Traducción castellana: "Diferenciación del ego en términos de un ser verdadero y falso." En Winnicott (1965): *El proceso de maduración en el niño.* Barcelona: Laia, 1981, pp. 169-184.]

WINNICOTT, D. W. (1971): *Playing and reality.* Harmondsworth: Penguin, 1974. [Traducción española: *Realidad y juego.* Barcelona: Gedisa, 1982.]

Cuadernos de Psicoanálisis XL: 3 y 4, julio-diciembre, 2007

Realidad y fantasía en el vínculo conyugal en el teatro de Federico García Lorca[1]

Juan Vives Rocabert

La celebración del centenario del nacimiento de Federico García Lorca nos ofrece una oportunidad única para justipreciar, de nueva cuenta, su genio creativo y la profundidad de su pensamiento tanto en su obra poética como en su producción teatral.

El conflicto entre el matrimonio por conveniencia y el realizado bajo el signo del amor aparece en muchas de las obras del autor del **Romancero Gitano,** en especial en su obra dramática. Podemos verlo directamente expresado en dos de sus farsas infantiles, la **Tragicomedia de don Cristóbal y la Señá Rosita** y **El retablillo de don Cristóbal**; en las comedias **La zapatera prodigiosa** y **Amor de don Perlimplín y Belisa en su jardín**; y, finalmente, en las tragedias rurales **Bodas de sangre** y **La casa de Bernarda Alba.** Esta problemática está contenida en otra más general: el tema más amplio de la frustración del amor, que aparece claro y directo desde su primera obra: **El maleficio de la mariposa.** También lo encontramos en el drama histórico **Mariana Pineda**, en **Así que pasen cinco años**, en **Doña Rosita la soltera o el lenguaje de las flores** y en **Yerma.**

En esta ocasión nos circunscribiremos, para abreviar, al tratamiento del tema a partir de una de las obras donde aparece con mayor claridad: **La zapatera prodigiosa.** Esta obra fue realizada en dos versiones: la primera de ellas, estrenada en 1930, es un poco más escueta, sin embargo, desde el punto de vista dramático es la mejor lograda; la segunda versión, de 1933, donde el autor agregó bailables y canciones, es, en esencia, la misma obra aunque con mayor vistosidad desde el punto de vista del espectáculo escénico.

En el *Prólogo* de ambas versiones de esta obra, el poeta insiste en la creación de un ambiente teatral en donde sean posibles los milagros, donde

[1] Presentado en la XIV Jornada Psicoanalítica: "Vínculos a fin de milenio", de la Asociación Psicoanalítica Jaliscience, Guadalajara, Jal. (México), el 27 de septiembre de 1998.

se dé el juego de la fantasía y el público no se asuste ante la posibilidad de sumergirse en ella.

Tenemos que recordar que esta obra es posterior a esa otra puesta en escena llamada **El público**, de 1930, donde García Lorca se había preocupado centralmente de borrar la frontera existente entre los actores y el público asistente a la función, entre espectáculo y vida real; por ello en **La zapatera**... el autor nos advierte que se trata de un

> "Teatrillo donde la zapatera prodigiosa será para la sala como el ojo quebrado y repetido mil veces en el prisma de aire tranquilo que guarda el corazón de cada espectador." (García Lorca, 1930, p. 376)

Lorca tiene plena consciencia del proceso identificatorio de todo espectador con el desarrollo de la trama representada y con cada uno de los personajes que intervienen en escena; por ello nuestro poeta equipara la representación teatral con la puesta en escena de los mitos populares, y por lo tanto, con un espectáculo que toca íntimamente a toda la gente debido al hecho de que el público es, en última instancia, el autor colectivo de los mitos dentro de una comunidad dada.

Una de las constantes que aparecen en toda la obra de Federico García Lorca es esta lucha del hombre, eterna y desesperanzada -dado que no tiene posibilidad de salida- entre sus pasiones y sus instintos, por una parte (pasiones de las que no sabe de dónde emergen dentro de él mismo) y, por otro lado, las convenciones sociales que le aprisionan y que no le permiten dar expresión ni gratificación a las primeras. Esto provoca que su punto de vista sea predominantemente pesimista. Creo que sería muy adecuado comparar esta visión del poeta, con la sostenida por S. Freud en **El malestar en la cultura** (1938), ensayo escrito después de la muerte de García Lorca. Como siempre ocurre, el poeta – y Freud lo sabía a la perfección- se adelantó a lo planteado por el psicoanálisis con relación a la lucha sin remedio entre las fuerzas que emergen desde las profundidades de la naturaleza humana y la sociedad en la que vive inmerso; lucha en la que los seres humanos acaban pagando el alto precio de su frustración-recordemos que Freud hablaba de la neurosis como pago, en infelicidad y patología emocional, del hombre que tiene que ajustarse a las reglas y exigencias sociales.

Al final del Prólogo, para remarcar la identificación entre los espectadores y los personajes, el poeta concluye:

> "...después de todo, tu traje y tu lucha será el traje y la lucha de cada espectador sentado en su butaca..." (Op. cit., p. 377)

Durante el primero de los dos actos de esta farsa, advertimos que la escena da comienzo en la casa del zapatero, donde aparecen el banquillo, las herramientas y demás enseres de trabajo. Asistimos a un pequeño monólogo de la zapatera -quien es una mujer joven, muy guapa y llena de energía, pero a la vez agreste, que fácilmente se pone furiosa o desafía a quienes le contradicen o no comparten sus puntos de vista- que sucede cuando regresa de la calle y se queja de tener que estar casada con un hombre mayor, por lo que dice:

> "Quién me hubiera dicho a mí, rubia con los ojos negros, que hay que ver el mérito que esto tiene, con este talle y estos colores tan hermosísimos, que me iba a casar con... ¡Me tiraría del pelo!" (Op. cit., 1930, p. 309)

Un aspecto importante de esta obra es que el carácter iracundo y colérico de la protagonista, que no se detiene ante nada ni nadie, cambia por completo, sin embargo, cuando se trata de su relación con el pequeño hijo de una vecina, se ablanda cuando entra en contacto con el niño con el que, de inmediato, cambia el tono de su voz. Se acerca al pequeño en actitud melosa, le acaricia conmovida y tierna, le llena de caricias y arrumacos. Cuando debido a un exabrupto que se le escapa a la mujer, el niño muestra su angustia y empieza a hacer pucheros, ella para calmarlo, le regala un muñeco de juguete. El niño, al aceptar el presente, le dice:

> "Me lo llevaré, porque como yo sé que usted no tendrá nunca niños..." (Op. cit., p. 311)

con lo que hace alusión a la esterilidad, en cierta forma esperada, en el matrimonio formado por una mujer joven de dieciocho años y un hombre viejo de cincuenta y tres. En esta escena, a la vez que se abre el tema de la imposibilidad de tener hijos, se esboza al mismo tiempo, aunque débilmente y expresado con una sola pincelada, el asunto de lo que significa haber nacido dentro de una situación llena de carencias. De hecho, nos enteramos que la boda de la zapatera estuvo motivada por una situación de gran pobreza familiar. Pero en la obra queda apuntado el señalamiento, de clara raigambre nietzschiana, que le dice al niño cuando éste se va:

> "Adiós, hijito. Si hubiera reventado antes de nacer, no estaría pasando estos trabajos y estas tribulaciones." (Op. cit., p. 312)

Luego asistimos a una escena donde la zapatera maltrata de palabra a su esposo, quien todo el tiempo se reprime ante ella, aunque da expresión a su furia a través de los martillazos con los que golpea, cada vez con mayor energía, el zapato que está arreglando. En sus reclamos, la mujer le enumera a su marido, con quien apenas tiene tres meses de casada, los múltiples pretendientes que ha tenido. "¿Por qué me habré casado?" se pregunta el pobre zapatero en su desesperación, y le echa la culpa a su hermana, que ya murió. También la zapatera responsabiliza de su decisión a su compadre Manuel, quien fue el que la convenció para que se casara con un hombre rico, aunque fuese viejo, con el fin de solucionar su situación de pobreza.

Un poco más adelante, cuando el alcalde llega a la casa de su amigo el zapatero, y comienzan a hablar de las cosas de la vida, entre otras, se habla de la tristeza del zapatero a causa de las preocupaciones que le ocasiona su joven y bella esposa. El alcalde, quien representa en la obra el punto de vista tradicional -eminentemente machista- de la sociedad española de los años treinta, le dice a su atribulado amigo:

> "Eso tiene casarse a tu edad... A tu edad se debe estar viudo... de una, como mínimum... Yo estoy de cuatro: Rosa, Manuela, Visitación y Enriqueta Gómez, que ha sido la última; buenas mozas todas, aficionadas a las flores y al agua limpia. Todas, sin excepción, han probado esta vara repetidas veces. En mi casa..., en mi casa, coser y cantar." (Op. cit., p. 321)

No es indiferente que este punto de vista machista esté puesto en el alcalde, o sea, en el representante de la ley. El zapatero le confiesa a su amigo que él no está enamorado de su mujer, y que sólo se ha casado por conveniencia y cediendo a las presiones de su hermana quien, antes de morir quiso que su hermano no se quedara sumido en la soledad, procurándole una compañera.

Cuando el protagonista le confiesa a su amigo que no le ve solución a su problema y que está decidido a dejar el hogar el alcalde insiste en que el zapatero debe entrar en razón. En la versión de 1933 le dice:

> "...domina a tu mujer, que para eso eres hombre, y quédate en paz." (García Lorca, 1933, p. 395)

Como podemos comprobar, se trata de una pareja que, además de uno ser viejo y la otra joven, que la mujer representa la vida y el hombre a la muerte, está formada por un obsesivo y una histérica, cuya principal gratificación consiste en despertar el deseo del otro (al que nunca accede), a la vez que lo controla y castiga, frustrándolo. La combinación no podría ser más afortunada, pues sabemos que en la histérica (casi siempre mujer) lo que predomina es la pulsión libidinal -es decir, la vida- mientras que en el obsesivo (casi siempre hombre) predomina la pulsión destructiva -es decir, la muerte. Para la coquetería vital de nuestra protagonista, tanto su marido como el pueblo en el que vive, representan a una sociedad opresiva y asfixiante que anula sus impulsos libidinales. Por otra parte, se trata de una obra que aborda el tema de la enorme diferencia que hay entre vivir en la fantasía, representada por la ilusión en la que está sumergida la zapatera, y vivir en la realidad, representada por el zapatero y su necesidad de tranquilidad y quietud, pero que está atrapado en una situación de inmovilidad tanática.

El verdadero motivo del zapatero, quien ha decidido dejar la casa y abandonar a su inmanejable esposa, es que vive encadenado al "qué dirán" social, al temor de poder llegar a ser el hazmerreír del pueblo, a que todo el mundo lo señale como falto de agallas para someter a una simple mujer, por joven y bragada que esta sea.

En la siguiente escena, en el momento en que aparece la zapaterita que viene por su esposo para avisarle que la comida ya está lista, se escucha en la calle el ruido de las esquilas de un rebaño de ovejas. Advertimos que, con este pretexto, vuelve a aparecer el tema de la frustración con relación al hijo, cuando exclama:

> "¡Qué primor de rebaños! Lo que es a mí, me chalan las ovejitas. Mira, mira... aquella blanca tan chiquita que casi no puede andar. ¡Ay!... Pero aquella grandota y antipática se empeña en pisarla... y nada... ¡Pastor! ¡Asombrado! ¿No estás viendo que te pisotean la oveja recién nacida? (Pausa) Pues claro que me importa..." (García Lorca, 1930, p. 330)

Aquí vemos como se entreteje el deseo del hijo con el problema de algo que tiene que ver simbólicamente con el maltrato infantil. No es difícil adivinar que una de las determinantes potenciales de una esterilidad psicógena pudiera estar simbolizando una forma de justificación del hijo no deseado.

Como es lógico, en la escena siguiente aparece de nueva cuenta el niño quien le viene a decir a la hermosa joven algo que nadie en el pueblo se atreve a decirle: ¡que ha sido abandonada por su marido! La información del infante es interrumpida por una mariposa que entra a la casa y aparece como el símbolo de la libertad, de una advertencia sobre la imposibilidad de encarcelar o controlar la voluntad de los seres humanos. Esto da fin al primer acto que culmina con lo que imaginamos fue el comienzo de toda la historia, es decir, con una zapatera sola y desamparada, y un zapatero que, también solo, se va recorrer el ancho mundo. En otras palabras, con el problema de la soledad de ambos, anterior a su matrimonio.

A partir de este momento, veremos como los papeles se invierten: la zapatera, que es joven, histérica, llena de vitalidad y energía, es la que aparecerá ahora como intentando atrapar y controlar al marido que estaba representando a la muerte, al viejo obsesivo, que era la inmovilidad y la quietud de lo tanático; ahora él es la libertad de la mariposa que se libera del yugo del deseo por su controladora e impredecible esposa. En este momento la situación se revierte como en un espejo, por lo que el cambio estará representado por la movilidad del marido que se va de la casa, mientras que ella se queda quieta, guardando los valores de la sociedad contra la que siempre ha protestado, inmóvil y en su casa. Como podemos ver, en este momento los papeles se han cambiado, trastocándose, aunque la dinámica conyugal seguirá siendo la misma: libertad contra control, Eros contra Tánatos, juventud como opuesta a la vejez, pero a fin de cuentas, la complementariedad secreta, íntima e inconsciente entre el obsesivo y la histérica, entre la quietud y el cambio; la estrecha comunión existente entre la pulsión libidinal que tiende al placer y las fuerzas conservadoras que tienden a la inmovilidad de lo inorgánico.

Por lo tanto, en el siguiente acto de la obra la zapatera será el símbolo de la estabilidad, ya que es quien se queda en la casa, cuidando de ella y de la honra del marido -de la que ella es la depositaria ante la sociedad. Mientras el marido va y viene por el mundo disfrazado de titiritero, cambia de ciudad constantemente y conoce gente, representando así la movilidad y el cambio.

Actualmente la zapatera será quien desafíe los rumores de la pequeña y conservadora sociedad rural que vería complacida si ella cediera a las presiones masculinas que la asedian. Pone en su casa una taberna donde vende limonada y refrescos. Como una moderna Penélope que defiende la casa de Ulises mientras éste tiene un sinfín de aventuras por el mundo, también la zapatera aguarda pacientemente lo que la vida le depare.

De alguna manera, no nos sorprende esta actitud, ya que se trata de la otra cara de la moneda en la caracterología histérica, es decir, así como ella había mostrado su cara de coqueta que requiebra e incita a todos los hombres, y que está muy orgullosa -narcisísticamente- del deseo que despierta en todos los que la tratan; ahora, al ser la guardadora de la honra, externaliza la otra parte de la histérica quien no accede nunca al deseo del otro y lo mantiene bajo control, pues nunca lo gratifica. Por ello, la zapatera se constituye en la perfecta guardadora de la honra de su marido: esto le asegura seguir despertando el deseo de los demás -y recibiendo los suministros narcisistas que tal situación le provee- y la justifica en su necesidad de control y en la frustración que impone sobre dicho deseo -que así podrá seguir localizando fuera de ella: en el otro. Esta situación ocurre en función de que la sexualidad es algo de lo que ella aún no puede disfrutar: no puede acceder a la genitalidad adulta en función de que está anclada a una situación preedípica, infantil; situación que tiene que ver con este tema doble que hemos encontrado en la obra desde sus inicios: la esterilidad y el maltrato infantil: la carencia infantil es el evento que provoca que ella necesite constantemente de suministros narcisistas con los cuales tiene la ilusión de poder remontar esa carencia de sus primeros intercambios emocionales, ese maltrato que está insinuado en esa oveja pisoteada por los adultos, en ese niño que ella nunca tuvo.

En el segundo acto, vemos a los hombres que asisten a la taberna enamorados de la zapatera. Nuevamente es el niño quien le dice a la bella mujer lo que el pueblo sólo se atreve a expresar mediante rumores a sus espaldas. Ante las coplas indecentes que le dedican, el niño le pregunta por qué el pueblo la responsabiliza del abandono del marido, pero ella se defiende haciéndole ver que la culpa la tiene el pueblo. En este momento, la zapatera muestra el proceso de idealización con el que ha revestido a la figura de su esposo, cuando comenta echando a volar su fantasía:

> "Yo me miraba en sus ojos. Cuando le veía venir montado en su jaca blanca..." (Op. cit., p. 341)

pero el niño le interrumpe para recordarle que el zapatero no tenía jaca alguna. Pero ella trata de mantener su ilusión diciéndole al niño que lo de la jaca es de cuando él aún no había nacido. Luego continúa:

> "Ya ves tú..., cuando lo conocí estaba yo lavando en el arroyo del pueblo (...) El venía con un traje negro entallado, corbata roja de seda buenísima y cuatro anillos de oro que relumbraban como cuatro soles (...) El paró su

caballo y la cola del caballo era blanca y tan larga que llegaba al agua del arroyo." (Ibídem)

Como vemos, esta inmersión en la fantasía e idealización del esposo ocurre solo a partir de que el zapatero la ha abandonado, es decir, ante su ausencia.

Posteriormente asistimos a un intento de seducción por parte del alcalde del pueblo que anhela obtener los favores de esta apetecible mujer; sin embargo, la zapatera le hace ver al alcalde que él es un hombre grande y que tiene hijas mozuelas de la edad de ella.

Luego nos enteramos que los títeres han llegado al pueblo. En realidad quién llega a la taberna, que es donde se dará la función de títeres, es el propio zapatero disfrazado. El falso titiritero empieza a relatar que ha recorrido todo el mundo y a contar sus aventuras y, desde que empieza su relato, el niño, que le escucha con atención, es el único que comienza a sospecharse algo con relación al recién llegado.

Cuando el alcalde le pregunta por su trabajo, él le responde con una frase muy sugerente: "¡Ah! Es un trabajo de poca apariencia y de mucha ciencia. Enseño la vida por dentro" -le responde. En esta frase un tanto críptica, se alude a cierta sugerencia en relación con la muy platónica vida de las apariencias; sin embargo, es el propio poeta quien nos da la clave de lo que la escena teatral esconde tras su fachada de ficción y fantasía: la vida por dentro es lo que el teatro les muestra a los espectadores, es decir, lo más íntimo y profundo de la naturaleza humana de cada uno de ellos, aquello que sólo pueden admitir si lo ven escenificado fuera de ellos mismos.

A continuación el titiritero da comienzo a la función (un teatro dentro del teatro, según una rancia tradición de la dramaturgia) escenificando, con toda intención, la historia de un talabartero y una talabartera. Cuando la función está a punto de terminar, un gran ruido en el pueblo les hace saber que dos hombres se están peleando a navajazos no lejos de allí y por causa de la bella zapatera.

Cuando todos salen, quedan solos el falso titiritero y la zapatera, dándose un largo diálogo que propicia que marido y mujer se acerquen afectivamente, intercambio en el que, lentamente, van corrigiendo las distorsiones y las mentiras. Al final, cuando el zapatero está seguro del amor y lealtad a toda prueba de su joven y bella esposa, cuando él también ha caído rendido a la idealización, puede exclamar con embeleso:

> "¡Y qué disparate no sospechar que mi mujer era de oro puro, del mejor de la tierra! ¡Casi me dan ganas de llorar!" (García Lorca, 1930, p. 365)

Al enterarse de que su esposa lo recibiría con los brazos abiertos y que realmente lo quiere y le tiene una lealtad a toda prueba, el zapatero se quita el disfraz y, descubriendo su verdadera identidad, se entrega diciéndole: "¡Que ya no puedo más, zapatera de mi corazón." El zapatero la abraza con amor y ella lo mira fijamente en medio de sus crisis y, reaccionando, comienza a insultarle como en los buenos tiempos cuando apenas iniciaban su matrimonio: "¡Pillo, granuja, tunante, canalla! ¿Lo oyes? ¡Por tu culpa!" Y mientras el marido, embelesado y dirigiéndose a su banquillo de zapatero, repite: "¡Mujer de mi corazón!", ella le reclama: "¡Corremundos! ¡Ay, cómo me alegro de que hayas venido! ¡Qué vida te voy a dar! ¡Ni la Inquisición! ¡Ni los templarios de Roma!", mientras el zapatero, sentado frente a su banquillo, dice: "¡Casa de mi felicidad!", y cuando las vecinas regresan y pretenden atacar verbalmente a la zapatera, el falso titiritero se pone resueltamente de su lado para defenderla. Al terminar la obra, y simultáneamente con las imprecaciones que deja caer sobre su marido, la zapatera se va hasta la puerta de su casa y dirigiéndose al pueblo, les dice a todos:

> "Ya somos dos a defender mi casa, ¡dos!, ¡dos!, yo y mi marido. (Dirigiéndose al marido) ¡Con este pillo, con este granuja!" (Op. cit., p. 372)

con lo que termina la obra.

Como ya habíamos mencionado al comienzo, tanto **La zapatera prodigiosa** como el **Amor de don Perlimplín...**, tienen como tema principal el problema de la joven que se casa con un viejo -tema preferido por Cervantes y Alarcón- y que también había sido tratado en la **Tragicomedia de don Cristóbal...** y **El retablillo...** En las dos primeras obras, el tema de la pasión amorosa está plasmado tanto en la zapatera como en Belisa. En **La zapatera**..., es el sueño con el amor y con el hijo que un día tendría, es una ilusión que no se verá satisfecha. Los dos maridos, por el contrario, tanto el zapatero como don Perlimplín, expresan el tema de la frustración, aunque en **Amor de don Perlimplín...** la frustración adquirirá un matiz mucho más angustiante, que posteriormente se plasmará con mayor claridad en los personajes femeninos de obras posteriores. De cualquier manera, en ambas obras Lorca habla del fracaso de las relaciones matrimoniales, aunque también analiza un tema colateral al anterior, que tiene que ver con el honor y la fama, aquí tratados de manera cómica. Años después abordará el mismo tema del honor, pero tratado desde la perspectiva trágica, en **Bodas de sangre** y en **Yerma**.

Como vemos, **La zapatera prodigiosa**, empieza presentándonos uno de los grandes temas de la farsa clásica: el enfrentamiento de la zapatera con sus vecinos: nos hace ver como ella, por haberse casado con un viejo, es objeto de las burlas y desprecios de la sociedad de su tiempo. Por otra parte, también hallamos el tema de la frustración en el matrimonio, y cuando aparece el niño, se abre la problemática de la infertilidad, por lo que detrás de la zapatera descubrimos en realidad a Yerma. Bajo esa superficie del lenguaje aparente, lo latente es la tristeza íntimamente relacionada con el conflicto entre la ilusión y la realidad en estas vidas. Vemos claramente, que la realidad es menos apreciada, mientras se exalta a la ilusión. Cuando no se tiene al objeto, es decir, ante su pérdida, ambos protagonistas idealizan al objeto perdido y se enamoran de él: ahí es donde nace el amor -nos dice el poeta. Por el contrario, en la realidad, ni uno ni otro se tienen amor entre sí, y parecería que no están para nada gratificados con lo que la realidad les puede aportar.

De alguna manera, en la obra tanto el zapatero como su mujer resultan víctimas de la realidad, de su matrimonio, de su edad real, de las diferencias enormes de los temperamentos entre una y otro, y víctimas de los valores con los que se rige la comunidad en la que viven. Esto se ve sobre todo en la zapatera para la cual la ilusión es mucho más importante que la realidad; de hecho, los amantes ficticios que ella imagina son mucho más guapos, galantes, atractivos y estimulantes que los verdaderos pretendientes que la asedian en el segundo acto, a los que rechaza sin contemplaciones.

Posteriormente, el segundo acto gira alrededor de otro tema favorito de García Lorca, como ocurre en **Bodas de sangre**, en Yerma, en **La casa de Bernarda Alba**: el tema del honor. La zapatera -como la heroína de Homero- tiene que resistir el asedio de los pretendientes, mientras espera el regreso de su marido, al que permanece fiel, ya que ella es la depositaria de su honra. Este honor parecería estar sostenido por una fantasía, ya que lo que lo sostiene es un proceso psíquico mediante el cual la zapatera ha transformado a su viejo y aburrido marido en un hombre fascinante, al que le ha inventado hasta una jaca, y ha convertido un matrimonio típico de conveniencia, en un vínculo por amor; o sea, la guarda de la honra está sostenida por una fantasía romántica relacionada con la idealización del objeto perdido.

El hecho de que el marido aparezca disfrazado de titiritero, que se dé una obra dentro de la obra, con la historia del talabartero y la talabartera, hace que la comedia desemboque en el encuentro de dos personas que se ha idealizado mutuamente, para que una vez deshecho el engaño, cuando el zapatero se quita el disfraz, vuelvan a reunirse y decidan vivir juntos, pero obviamente con los problemas, pleitos y maltratos que la zapatera siempre había dado a su sufrido esposo -además de que éste se mostrará encantado de que así suceda, con tal de poder gozar de nueva cuenta de su banquillo y de la estabilidad del hogar, con una mujer que, ahora sí, ha comprobado su lealtad con él, pese a su coquetería, sus requiebros, su mal humor y su carácter histérico que necesita de la adulación de los demás.

De alguna manera hay que relacionar **La zapatera prodigiosa** y **Amor de don Perlimplín y Belisa en su jardín** con el problema de la realidad y la fantasía. ¿Por qué el amor aparece, justamente, cuando el objeto no está presente? Es claro que su emergencia tiene relación con el problema del deseo; el deseo sólo puede emerger en ausencia del objeto, dado que cuando el objeto está presente, el deseo, al verse colmado, desaparecería. Si esto sucede y no hay deseo, tampoco hay libido, y, sin libido, no hay amor. También tendremos que tener en cuenta que el objeto, cuando aparece en el mundo externo, nunca corresponde con el objeto del deseo -que, por definición, sólo habita en el mundo interno. Claro que García Lorca no sólo hace surgir el amor, sino también ese producto deliroide, que tiene que ver con el enamoramiento, donde se falsea la realidad y se idealiza al objeto externo, tal como ya había sido observado por Freud en **Psicología de las masas y análisis del Yo**, donde explica el empobrecimiento del Yo en la medida en que se va enriqueciendo la figura idealizada del objeto amado, a la que se adorna con todos los atributos del Ideal del Yo que proyecta el sujeto. Pero queda claro que, en su origen, sólo la carencia del objeto es la que puede hacer emerger el deseo y, por lo tanto, el amor no puede existir en presencia del objeto. Ahora bien, lo opuesto también es muy digno de tomarse en cuenta, ya que advertimos que cuando el objeto aparece, se produce una denigración del mismo; parecería que para nuestro poeta la posesión del objeto provoca que éste sea devaluado y no se le aprecie -dado que no se corresponde con el objeto del deseo. En **La zapatera prodigiosa**, parte del efecto cómico de la obra tiene que ver con el maltrato que se ejerce sobre el zapatero.

En estricto sentido, García Lorca hace valer el amor solamente en su vertiente desexualizada, donde el sexo está sublimado, como ocurre con el amor de la zapatera por el niño. Para nuestro poeta (como para Freud), el único amor sin conflicto es el de una madre por su hijo, es la única posibilidad de que el cariño se sostenga aún en presencia del objeto. Pero incluso aquí, también tenemos que tener en cuenta que se trata de una presencia ficticia, ya que el niño no es un hijo de ella; en este sentido, el amor por el hijo es, como el erótico, el producto de la ausencia. La zapatera es una mujer frustrada en sus anhelos de maternidad. Al menos en esta obra aparece como una mujer que, o bien es estéril, o bien queda insinuada la posibilidad de que al estar casada con un hombre mayor, ya no tiene la posibilidad de tener descendencia -lo cual no tendría razón de ser desde el punto de vista biológico, por lo que sólo nos queda la posibilidad de invocar algún tipo de impotencia en el hombre, en ese zapatero que sólo quiere la quietud y la tranquilidad para pasar los últimos años de su vida.

Regresando al tema anterior, vemos que aún cuando se puede dar paso a la ternura y acceder a esas caricias y arrumacos con los que la zapatera mima al niño, aún ahí tendríamos que advertir que se trata del sustituto de un objeto ausente, aunque anhelado: el hijo. De cualquier modo, en su trato con este niño al que regala chocolates y llena de cariño, podemos ver la única relación en la que no se muestra iracunda con la realidad. Anotamos, empero, que el tema del hijo, en las dos o tres ocasiones en las que aparece, va acompañado, invariablemente, con la sombre del maltrato infantil o del hijo no deseado. Son dos temas que para García Lorca están íntimamente interrelacionados.

En una última mirada sobre la obra, tenemos que resaltar su dimensión edípica, dado que se trata de un matrimonio entre una muchacha joven y un hombre viejo: expresión simbólica de un amor incestuoso. En este sentido, daría la impresión de que el autor enfoca los personajes de esta comedia infantilizándolos: la zapatera se comporta puerilmente y no como una adolescente tardía de dieciocho años o como la mujer joven recién casada que es, sino más bien como una púber temprana cuya conducta manifiesta se sustenta en el desafío querulante hacia los demás, y en rechazo, insultos y malos tratos hacia su esposo-padre, debido a que en el contenido latente está presente el deseo de que su padre la haga su favorita, y corresponda a sus anhelos, amándola; finalmente, que le haga el regalo de un hijo. El maltrato y rechazo al zapatero de alguna manera se explican como una forma preservarse de sus deseos edípicos, para mantenerlos rechazados y reprimidos en su inconsciente.

Aquí podemos quizá encontrar otra de las claves para entender el problema de la esterilidad que aparece en esta obra, frustración poco clara desde los determinantes de la realidad externa, pero entendible desde las prohibiciones de un Superyó que no tolera la satisfacción del amor incestuoso ni el hijo fruto de tales relaciones.

Teniendo en mente la constelación clásica del Edipo femenino, podemos entender que los personajes de esta obra están presentados para poder escenificar la revivencia puberal, donde la niña tiene un comportamiento muy semejante al de la zapatera, con una mezcla de maltrato y rechazo de la figura paterna real, al tiempo que en la fantasía existe una enorme idealización de la figura del padre amado (tan ideal que ningún hombre de su entorno social puede equipararsele), y que, de esta forma, tendrá los atributos de un príncipe azul tan fantástico como inexistente. Seguramente no es casual que en la obra la zapatera haya sido presentada como colocada por su madre con un hombre rico y que en ningún momento se haya hablado, ni remotamente, de una figura paterna de la misma.

Desde esta perspectiva edípica, la crítica de la comunidad, personificada en los chismes y maledicencias de las vecinas, correspondería simbólicamente, en la fantasía de la zapatera de la obra, a la vigilancia crítica de la madre y los celos de las hermanas, quienes luego de competir con ella se sentirían desplazadas en el amor del padre por la favorita. El castigo correspondiente a dicho triunfo, tendrá que ser la frustración de su joven sexualidad incestuosa y la prohibición formal de tener descendencia.

Otro tema contenido en esta obra es el del retorno; asunto viejísimo, de hecho uno de los primeros de la literatura universal -desde la **Odisea** de Homero-, y que tiene que ver con el retorno del héroe Ulises quien, en su periplo por el mundo y dada su capacidad para sortear todo tipo de aventuras, regresa con su fiel mujer Penélope, enriquecido por una serie de experiencias que lo convierten en un hombre sabio. La zapatera pone una taberna e igual como Penélope teje de día y desteje de noche para engañar a sus múltiples pretendientes, resiste con valentía el asedio de los hombres del pueblo. El zapatero, como Ulises, se va de su casa, recorre el mundo, tiene aventuras en países lejanos y exóticos –"hasta las islas Filipinas"- para, finalmente, regresar disfrazado, como el héroe homérico, a la tranquilidad de su hogar, donde su casta y leal esposa le ha guardado la honra y la casa. Así como Ulises es reconocido por su perro, el zapatero es sospechado por la inocencia del niño, pequeño que aún no ha reprimido las dotes innatas con las que nacemos y que no se deja engañar por las apariencias por las que se rige el mundo de los adultos.

Desde esta perspectiva, la obra se inserta en un contexto ideológico tradicional de viejo cuño, que dice que la mujer debe quedarse en casa guardando el fuego, los hijos y el honor del marido, mientras que el hombre sale del hogar para ir de caza y obtener los alimentos para la manutención de la familia. De ahí que la mujer inicie la agricultura y la alfarería, mientras que el hombre se embarca en aventuras heroicas y se hace guerrero.

Por otra parte, se trata de una obra ideal para analizar las relaciones entre la herida narcisista -es decir, la carencia afectiva temprana, el rechazo infantil y la orfandad- y el desarrollo de una personalidad de tipo histérico en donde lo importante es ser el deseo del otro, ser asediada y, por lo tanto, garantizar la presencia constante de suministros narcisistas, donde lo que se pide no es tanto el pene del hombre, como el pecho de la madre. Otra vertiente temática contenida en **La zapatera prodigiosa**, es la del paso del tiempo, y el problema de la vejez (como cuando el zapatero se cuenta las mil arrugas que pueblan su rostro) en contraste con la juventud, belleza y lozanía de su esposa; en este sentido, García Lorca aborda aquí el problema del paso del tiempo, desde la juventud de la zapatera hasta la "vejez" del zapatero, vistos ahora como un sólo personaje por el que han pasado treinta años y como el tiempo ha ido transcurriendo desde la juventud irreflexiva hasta la madurez y el asomo de la vejez sedentaria y quieta, pero plena de experiencia aunque amenazada por un deterioro gradual de las facultades del sujeto. Desde la vitalidad de la juventud hasta la experiencia de la adultez, el tiempo es aquello que no se puede reparar: el tiempo no puede detenerse ni retroceder. De esta forma, la vida viene a ser la escenificación de una tragicomedia, sin ensayo previo.

Como podemos ver, **La zapatera prodigiosa** es una obra donde están expresadas ambas vertientes del vínculo matrimonial, producto de dos deseos opuestos, pero complementarios: el deseo que impulsa hacia el amor sin cortapisas, y el deseo de seguridad y estabilidad en la pareja y el hogar. Es obvio que todo vínculo matrimonial es un balance único donde intervienen ambos componentes, un equilibrio en el que participan en medida variable los imperativos de la realidad y las exigencias de la fantasía. Todo vínculo, como en los protagonistas de la obra lorquiana, debe enfrentar el hecho de que el objeto real siempre deja un remanente sin gratificación, dado que el deseo siempre está referido a un objeto del mundo interno. La frustración es, por ello, inevitable; pero, al mismo tiempo, este desencuentro con el objeto original del deseo es lo que explica la posibilidad de un placer permitido por el Superyó, lo que da cuenta de la permanencia del amor más allá de la gratificación de la pulsión, lo que explica la estructuración de un vínculo más o menos permanente y la emergencia de la consideración por el objeto cuando dos adultos acceden a las bondades de la mutualidad.

Resumen

El artículo enfoca el problema del matrimonio por conveniencia tomando como pretexto la obra **La zapatera prodigiosa** de Federico García Lorca. Se abordan las interrelaciones entre la histeria y la neurosis obsesiva, así como las siempre trascendente relaciones entre la libido y la pulsión de muerte. Teniendo como telón de fondo los problemas de la honra, el regreso, los entretejidos entre el deseo y la culpa edípicos, y el problema del objeto del deseo, se analizan algunos de los determinantes de la obra del gran poeta granadino.

Palabras claves: psicoanálisis aplicado, teatro García Lorca, pareja

Summary

This paper focuses its attention in the marriage problems developed in the Federico García Lorca's **La zapatera prodigiosa**. The interrelations between hysteria and obsessive neurosis, and the transcendent relationship between libido and death drive, are analyzed. At the same time, the problem of honor, the return of the object, the interconnections between desire and edipical guilt, as well as the problem around the desired object, are some of the psychodynamics determinants of the play of the Granada's poet.

Key words: applied psychoanalysis, Garcia Lorca theater, couple.

Bibliografía

FREUD, S. (1921): Psicología de las masas y análisis del Yo, en: *Obras completas*, trad. de Luis López-Ballesteros, Biblioteca Nueva, 3ª ed., Madrid, Vol.

GARCIA LORCA, F. (1930): La zapatera prodigiosa (versión de 1930), en: *Obras completas*, recopilación, cronología, bibliografía y notas de Arturo del Hoyo, Tomo II: 305-372

GARCIA LORCA, F. (1933): La zapatera prodigiosa (versión de 1933), en: *Obras completas*, recopilación, cronología, bibliografía y notas de Arturo del Hoyo, Tomo. II: 373-456

Reflexiones en torno al material escrito en Psicoanálisis. El trabajo recepcional: su elaboración y presentación[1]

Julia Casamadrid Pérez[2]
Marco Antonio Corona Sosa[3]

El asumir con seriedad la responsabilidad académica adquirida al formar parte del Comité de Promoción y Grado, de evaluar y sugerir la graduación de los analistas en formación del Instituto de Psicoanálisis de la APM, nos ha llevado a enfrentarnos a dificultades y contratiempos, de índole académico y societario, que difícilmente los psicoanalistas que integramos este Comité nos imaginábamos que se nos podrían presentar.

Es cierto, sabíamos que la evaluación, además de ser un elemento clave, complejo e indispensable para la retroalimentación del proceso educativo en su totalidad, es una herramienta que nos confronta con nuestras expectativas y con nuestros logros, pero también nos confronta con nuestras limitaciones; limitaciones que en ocasiones nos resistimos a enfrentar. Asimismo sabíamos que el presentar un trabajo recepcional eminentemente clínico, como es el tipo de trabajo de graduación que se solicita como cierre académico de la formación psicoanalítica de nuestro Instituto, podía resultar amenazante al analista en formación que lo presenta, ya que además de poner en evidencia la intimidad de su quehacer clínico, revive en él las experiencias vividas, buenas o malas, en las diversas presentaciones de sus trabajos clínicos anteriores, ya sea en la supervisión colectiva, en los seminarios o en la supervisión individual, a lo largo de su formación en el Instituto.

Pero además de estas situaciones, que de alguna forma eran predecibles, nos hemos encontrado con otras más, que nos hicieron pensar en la necesidad de dedicarle un espacio de reflexión y de cuestionamiento a este tema: a *la evaluación*, proceso indispensable en cualquier acto de aprendizaje, y *al*

[1] Trabajo presentado en la XXVIII Reunión Científica Anual Sigmund Freud "Semblanza y Desarrollo del Psicoanálisis a 150 años del nacimiento de Sigmund Freud". Juriquilla, Qro. Mayo, 2006. Versión Ampliada.
[2] Dra. en Psicología, UNAM., Psicoanalista Didacta, APM.
[3] Psicoanalista Didacta, APM.

trabajo recepcional, requisito para obtener la titulación como psicoanalista egresado del Instituto de Psicoanálisis.

El proceso de graduación en el Instituto de Psicoanálisis.-

Iniciemos nuestra reflexión con un poco de historia ... todo empezó con la Generación 7 (1971-1975) del Instituto a quienes por primera ocasión se les solicitaba la presentación de una tesis formal como requisito para graduarse como psicoanalistas. La tesis, que en aquel entonces así se designaba al trabajo final de graduación, tenía que ser evaluada por el Comité de Promoción y Grado, quien recomendaría o no la graduación del sustentante al Consejo Directivo. Anteriormente, a las primeras seis generaciones, únicamente se les solicitaba a los llamados "candidatos", la terminación de sus seminarios y supervisiones para graduarse. La elaboración de la llamada tesis de graduación fue práctica común hasta la Generación 11. Con la Generación 12 se cuestionó si el trabajo de graduación debería seguir el modelo de una tesis, como lo era hasta entonces, o si debería de tratarse de un trabajo final. Modelo de presentación que se aceptó como requisito para graduarse, pero que no quedó claro ni se definió en aquel entonces, lo que se entendía como el trabajo final de graduación (Santamaría, 2006).

La presentación y la elaboración de estas tesis o trabajos finales que se solicitaban en el Instituto como requisito para obtener el título de Psicoanalista, nunca se hicieron siguiendo la modalidad universitaria habitual propia de los trabajos de grado, a pesar de que el título de psicoanalista, por ser una especialidad que se obtiene después de haber cursado un postgrado o una especialidad médica, y por la profundidad de sus estudios y seriedad de su formación, podría ser equivalente a cualquier postgrado académico universitario. Queremos enfatizar que en ningún momento, intentamos sugerir que la formación psicoanalítica es un equivalente a un doctorado académico, o que el trabajo recepcional del Instituto debería seguir los criterios de elaboración de una tesis doctoral universitaria. Únicamente estamos haciendo mención, a la profundidad y seriedad de los estudios que conforman la curricula de la formación como psicoanalistas del Instituto de Psicoanálisis de la APM.

En el ámbito universitario, la seriedad académica de un trabajo de estos niveles de tan alta especialidad exige ciertas condiciones, como son: a) una calidad y rigor académico de excelencia en la elaboración del trabajo. b) una revisión exhaustiva, por parte de los sinodales asignados, del material presentado por el aspirante al grado académico. c) un cuestionamiento serio, profundo y respetuoso del trabajo propuesto por el sustentante. d) derecho del aspirante a réplica y a presentar su trabajo ante una audiencia abierta. Todo esto llevado a cabo dentro de un marco de libertad y respeto a la autonomía del pensamiento teórico que el sustentante manifieste.

La tesis, el trabajo final o el trabajo de recepción como se le definió posteriormente, y que exige el Instituto como requisito para la titulación de los candidatos, difícilmente cumple con los estándares y condiciones universitarios: de calidad académica en su elaboración, de la exhaustiva revisión del trabajo por parte de los sinodales y del estilo de sustentar dicho trabajo final. Hacemos énfasis, en que no queremos decir que el trabajo recepcional que se solicita en el Instituto debería seguir estos criterios universitarios; sino únicamente mostramos la diferencia que existe entre el proceso de evaluación en un ámbito universitario y en nuestro Instituto, de formaciones que podrían ser consideradas similares, en cuanto a la profundidad del conocimiento y requisitos académicos solicitados como condiciones para formarse o como psicoanalista o como un estudiante de postgrado.

No fue sino hasta el año del 2003, bajo la dirección del Dr. José Camacho, que la directiva del Instituto consciente de esta falta de definición, tanto en la elaboración del trabajo recepcional como en su presentación, encomendó al Comité de Promoción y Grado integrado en aquel entonces por los Drs. Dupont, Salinas y Casamadrid, abocarse a elaborar un documento en donde se estipulara y definiera lo que era el trabajo recepcional. Fue así, que en Abril del 2004 el Comité de Promoción y Grado elaboró un documento llamado *"Recomendaciones para la elaboración del trabajo recepcional"*.

En este documento se definió lo que se entendía por un trabajo recepcional y en donde se apuntaban un mínimo de recomendaciones para su elaboración, buscando con esto orientar a los estudiantes en la elaboración de su trabajo final y cuidar asimismo, de que estos trabajos guardaran un decoro académico mínimo en su elaboración. No se limitó la elección del tema, la postura teórica utilizada, ni la libertad y creatividad en la presentación escrita del trabajo. Se enfatizaba en el documento elaborado por el Comité de Promoción y Grado, que el sentido del trabajo recepcional era poner en evidencia lo que se es como psicoanalista, y en donde la parte central del mismo, lo constituye la exposición del quehacer clínico psicoanalítico del analista en formación.

Una vez que el analista en formación ha concluido el trabajo de recepción, el estudiante lo presenta, como lo indica el Artículo 9 de nuestro Reglamento, y el Comité de Promoción y Grado recomienda o no al Consejo del Instituto su graduación. Al aprobarlo, el Instituto extiende un diploma o certificado que califica y avala al analista en formación como Psicoanalista.

Sobre el proceso de evaluación.-

Cualquier acto educativo, de cualquier nivel, de cualquier práctica profesional o especialidad, debe de enmarcarse dentro de los sustentos pedagógicos que rigen al proceso enseñanza-aprendizaje. El acto educativo debe planificarse según un proyecto, mediante una visión clara del camino por recorrer y de acuerdo con objetivos definidos. La evaluación en un sistema educativo es un elemento clave en todo proceso de enseñanza-aprendizaje y es tal su importancia, que se sugiere que antes de efectuar el acto educativo se establezca la forma en que éste va a ser evaluado. La evaluación es un proceso permanente y debe de realizarse antes, durante y después de la implementación del acto docente. La evaluación comprende a todos los elementos que componen al proceso enseñanza-aprendizaje, tanto en su planificación como en su desarrollo y sus resultados. Es decir la evaluación debe abarcar a las circunstancias que rodean a la actividad docente (contexto), a los elementos que intervienen en su planificación y ejecución (proceso), y al logro de los objetivos (resultados) (Suárez, 1980).

Nuestro Instituto realiza esfuerzos constantes por llevar a cabo una correcta evaluación que abarque a todo el sistema educativo, lo hace de una manera académica e intentando evaluar todos los elementos que conforman al proceso de enseñanza-aprendizaje.

Dentro de las acciones que el Instituto ha implementado para evaluar al proceso educativo se tienen las reuniones semestrales que realiza el Comité de Docencia con los maestros del Instituto. En dichas reuniones los maestros presentan, con el fin de recibir una retroalimentación de sus pares, los programas académicos de las asignaturas a impartir, y se revisan los objetivos, los contenidos temáticos, la dosificación programática y la bibliografía sugerida para cada asignatura. Todo esto con el propósito de cuidar la calidad de la enseñanza y de lograr una congruencia transversal y longitudinal del contenido de las asignaturas que conforman el programa académico. Este Comité también se aboca a evaluar el desempeño de los alumnos, esto lo lleva a cabo recabando de los maestros sus impresiones sobre el desempeño académico y sobre la sensibilidad clínica de sus alumnos, con el fin de proporcionarles a los analistas en formación una retroalimentación que los oriente en cuanto a su desarrollo clínico-académico.

La actividad docente y el contexto del proceso enseñanza-aprendizaje también son evaluados por el Instituto. Esto se realiza a través de las reuniones que convoca el Comité de Promoción y Grado, y en las cuales los analistas en formación pueden expresar, de una manera libre y espontánea, sus opiniones relacionadas con estos aspectos. Nos da satisfacción comentar, que es a través de estas reuniones, que se han podido detectar deficiencias y aciertos tanto en la actividad docente como en el contexto educativo, pudiendo con ello instrumentar acciones tendientes a solucionar y remediar estas dificultades.

Si bien se ha intentado avanzar en el proceso de evaluación educativa, se debe de reconocer que existen todavía muchas fallas y que queda un largo camino por recorrer. Existen obstáculos por vencer y posiblemente, los más importantes sean los generados por aspectos fundamentales y constitutivos inherentes a la formación psicoanalítica y a nuestro tema de estudio, que es el psicoanálisis. Pero también existen otros obstáculos relacionados con la falta de compromiso académico y lealtad institucional de algunos profesores y alumnos. Tratar de explicar el por qué de esta falta de compromiso nos llevaría a una disertación que rebasa el sentido de este trabajo, pero lo que sí se puede apuntar es que esta actitud es ajena a la mística de la docencia y al compromiso institucional que debe estar presente en cualquier acto formativo de una organización educativa.

El trabajo recepcional como un elemento de evaluación y generador de resistencias.-

El punto que queremos enfatizar y que llama poderosamente la atención, es la gran resistencia que existe para realizar una adecuada evaluación del elemento que nos daría la última y más completa información de la calidad del trabajo que el Instituto en pleno realiza. Esta información nos la da el trabajo recepcional que presenta el analista en formación al término de sus estudios.

Ya que si bien es cierto que el trabajo recepcional es una muestra de la incorporación por parte del alumno, de las destrezas técnicas y los conceptos teóricos que sustentan el trabajo psicoanalítico, también es un índice de la evolución profesional que logra el analista en formación durante el proceso de su entrenamiento psicoanalítico. Es decir, su trabajo clínico recepcional es una muestra de sus internalizaciones de tipo incorporativo, introyectivo y de identificaciones relacionadas con el trabajo psicoanalítico. Es una demostración de su sensibilidad clínica, de su capacidad de regresión, de su empatía, del manejo de sus propios conflictos, en fin es una muestra de su *ser psicoanalista.*

Es así como de una manera indirecta, el trabajo recepcional no nada más evalúa la capacidad de aprovechamiento académico del analista en formación que lo presenta, sino que es una evidencia de la calidad y profundidad lograda en su análisis didáctico y del aprendizaje adquirido y dirección lograda de sus distintas supervisiones realizadas a lo largo de su formación psicoanalítica.

El trabajo recepcional por lo tanto, es una prueba fehaciente de la calidad de formación psicoanalítica que ofrece el Instituto en pleno; nos corrobora o no, lo atinado del proceso de selección de candidatos, nos da información acerca del análisis didáctico, de las supervisiones, de los docentes y de los programas académicos que ofrece el Instituto. Es una excelente oportunidad para verificar si se alcanza el objetivo último del Instituto que es el de formar psicoanalistas, y nos brinda la oportunidad de implementar los ajustes necesarios para lograr una alta calidad en esta formación.

Pero posiblemente sea justamente por esto, porque el trabajo recepcional evalúa a todo el proceso educativo y formativo del Instituto, que causa tantas resistencias su elaboración y evaluación. Quizá sea por esto, que los alumnos se resistan a presentar las intervenciones que realizan en sus trabajos clínicos, dando prioridad, en las contadas ocasiones en que así lo hacen, a reportar las intervenciones realizadas más en la línea de la psicoterapia, como son aclaraciones y confrontaciones, que mostrar aquellas intervenciones que definen al trabajo psicoanalítico y que dan muestra de su sensibilidad clínica psicoanalítica. Quizá sea por esto, que los analistas en formación se sienten tan vulnerables ante cualquier comentario que se les haga y que cuestione la calidad de su trabajo. Y quizá, ésta sea también la razón de que algunos supervisores se sientan ofendidos si se discute o se sugiere alguna recomendación al trabajo presentado por sus supervisandos.

La presentación del trabajo recepcional despierta emociones y afectos que rebasan lo académico, el trabajo recepcional puede convertirse en un promotor de la patología del vínculo supervisor-supervisando, analista-analizando, docente-alumno, y puede también ser utilizado como un elemento de control y poder institucional; pervirtiendo con todo esto el fin para el que fue creado y destruyendo la posibilidad de utilizar la información que brinda esta herramienta de evaluación para mejorar todo nuestro quehacer como formadores de psicoanalistas.

Sobre la elaboración escrita del trabajo recepcional.-

Como clínicos, los psicoanalistas somos investigadores de los procesos intrapsiquícos inconscientes: reunimos información, formulamos hipótesis, las probamos, las corroboramos o rechazamos basados en nuestras intervenciones y en las respuestas que los pacientes den a ellas; y mediante las interpretaciones que hagamos de las resistencias, deseos, transferencias y contratransferencias, realizamos un trabajo terapéutico.

Para comunicar en qué consiste nuestra práctica profesional, al igual que en cualquier otra disciplina, es necesario realizar una descripción escrita del proceso, en este caso del proceso psicoanalítico; es por eso, que la parte medular del trabajo recepcional corresponde a la que da cuenta de ello, es decir al material clínico que el analista en formación presente de su práctica profesional. Sabemos de la dificultad que implica el transmitir la experiencia emocional de la vivencia analítica y de algunas propuestas realizadas para encontrar el método para la presentación escrita de materiales clínicos (Ogden, 2005. Velasco, 2006).

Al escribir sobre nuestro quehacer clínico nos enfrentamos al hecho, de que a diferencia de otras disciplinas, nosotros no hemos podido desarrollar un método adecuado para reunir la información clínica (en cortes longitudinales y transversales), examinarla y comunicarla. Nuestras descripciones clínicas son vagas, lo que nos ha llevado a tener una falta de precisión en nuestra terminología. Tenemos dificultad para separar las observaciones surgidas de los hechos, de aquellas surgidas de las inferencias. Escribir *ad verbatim* sueños, diálogos y las intervenciones que nosotros realizamos en una sesión clínica, resulta prácticamente imposible.

El material clínico escrito se elige de un registro innumerable de eventos cognitivos, afectivos, intra e interpsíquicos que ocurren durante el encuentro analítico, cuya selección puede movilizar temores que nos pueden llevar a modificar, de una manera artificial, el material presentado.

Lo escrito finalmente es una mera representación del proceso analítico, resultado del juicio y madurez analíticos del psicoanalista que lo reporta, y es solamente una construcción o representación de la experiencia de uno de los dos elementos que conforman la experiencia psicoanalítica. (Bernstein, 2006a, 2006b)

Thomas Ogden (2005) menciona que los escritos psicoanalíticos constituyen un género literario propio, caracterizado por la concatenación de una idea psicoanalítica (desarrollada de manera académica) con una experiencia psicoanalítica creada mediante el lenguaje. Este género literario es muy exigente debido a que la experiencia, incluida la psicoanalítica, no se produce nada más a través de las palabras. Esto genera una paradoja que subyace en la propia naturaleza de los escritos psicoanalíticos: la experiencia psicoanalítica (que no puede ni ser dicha ni escrita) se debe transformar en "narración" (una imaginativa transformación de la experiencia en palabras) a fin de transmitir al lector algo de la verdad de la experiencia emocional que el analista ha tenido con el paciente.

Aunado a la dificultad de traducir a palabras la vivencia psicoanalítica, se pueden presentar resistencias e interferencias en el analista que dificultan todavía más el acto de escribir material clínico. Se pueden presentar ansiedades persecutorias despertadas por la posibilidad de revelar aspectos de uno mismo al relatar el trabajo terapéutico realizado; ansiedades que se reviven y reexperimentan cuando se reportan determinados aspectos de los casos analíticos; así como sentimientos de autocrítica y fantasías de vulnerabilidad por temor a ser confrontados o criticados por los otros. En ocasiones las motivaciones inconscientes que dirigen la elección del material clínico a escribir, pueden estar asociadas con sentimientos de competitividad, agresividad o fantasías exhibicionistas, que se quieren encubrir, y que se tiene temor que al ser expresadas, puedan movilizar sentimientos de vergüenza o culpabilidad, haciendo con esto más difícil el acto de escribir material clínico.

Todas estas vicisitudes traducibles en resistencias se pueden manifestar en: una dificultad para iniciar o continuar con el proceso escrito, una falta de claridad y de organización en el reporte, un ocultamiento inconsciente de la actividad del analista en la narración debido a que al detallarla se pueden revivir aspectos transferenciales y contratransferenciales que se experimentaron hacia el paciente o en el propio análisis; ya que al escribir acerca de una interacción clínica o acerca de un análisis, estamos, en gran medida, escribiendo acerca de nosotros mismos.

Por otro lado, hemos observado que frecuentemente la parte escrita relacionado con la sustentación teórica de los trabajos recepcionales es muy buena, citándose generalmente a autores actuales, investigadores y teóricos profundos que han sido estudiados en los seminarios del Instituto. Sin embargo dichos autores no se ven revelados en el trabajo clínico sustentado, y encontramos que en muchos casos, su cita obedece más al estar en la "moda actual psicoanalítica" que a una verdadera convicción de comunión teórica-clínica con el autor.

Consideramos que lo anterior no debe ser entendido en el sentido de que los autores referidos no son valiosos, pensamos que tienen todos los méritos para que incluso su obra sea estudiada en grupos extracurriculares o cursos optativos en la Formación en el Instituto; más bien el acento que ponemos es en el sentido de que su comprensión y articulación al material clínico no siempre es adecuada; a manera de ejemplo señalaremos a Andre Green y sus excelentes aportaciones sobre lo que se ha considerado el papel de la madre en la formación y estructuración del self en desarrollo del sujeto; así como "la madre muerta" (Green, 1990), cita muy frecuentemente utilizada en los últimos trabajos recepcionales (Casamadrid y Salinas, 2003), aunque sólo en algunos de ellos es apropiada su mención teórica en el trabajo clínico presentado, en los demás se hace referencia a diferencias que se observaron como consecuencia del maternaje ambivalente que en la mayoría de la historia de los pacientes se encuentra como un fenómeno humano común.

Algunas propuestas para la elaboración, presentación y resguardo del trabajo recepcional.-

Aunque la intención de esta ponencia no es el plantear acciones específicas para la elaboración y presentación del trabajo recepcional, como miembros del Comité de Promoción y Grado quisiéramos mencionar algunas propuestas, que pensamos pueden ayudar a resolver algunos de los problemas detectados.

1. Instrumentar un curso, dentro de la curricula académica, sobre cómo escribir trabajos clínicos.
2. Exhortar a los analistas en formación a presentar casos de pacientes que cumplan los requisitos de analizabilidad y setting psicoanalítico. Y enfatizar la necesidad de que al redactar el trabajo se ponga en evidencia el manejo psicoanalítico del mismo.
3. Que el trabajo recepcional sea revisado y avalado por cuatro psicoanalistas: uno sugerido por el analista en formación y tres sugeridos por el Comité de Promoción y Grado (no pudiendo ser ni los supervisores, ni el analista del sustentante). Dentro de este comité revisor estaría al menos un miembro del Comité de Promoción y Grado representándolo.
4. Designar en la biblioteca libreros con llave en donde se conserven los trabajos recepcionales y en donde únicamente puedan ser consultados por miembros de la APM. Esto con el objeto de cuidar

la confidencialidad de los trabajos clínicos presentados. Este punto, aunque no está relacionado propiamente con la elaboración del trabajo de graduación, consideramos que repercute indirectamente en la confianza para escribir y compartir las experiencias clínicas vividas.

A manera de conclusión.-

La presentación y elaboración del trabajo recepcional, lejos de ser solamente un instrumento de evaluación académica del alumno y un trámite para obtener el diploma de Psicoanalista, es una poderosa herramienta de evaluación del Instituto en pleno.

Entendemos que la función que tiene el Comité de Promoción y Grado en este proceso de graduación, no consiste en aprobar o reprobar al analista en formación. Esa acción ya la hicieron las personas más capacitadas para ello, o sea sus profesores y supervisores, quienes tuvieron la oportunidad de constatar y avalar si el estudiante poseía las cualidades y capacidades necesarias para ejercer el psicoanálisis durante su paso por el Instituto. Ellos, al promoverlo al final de sus seminarios y al dar por concluida sus supervisiones, consideraron que tenía las cualidades para el ejercicio clínico psicoanalítico. Por lo tanto, el trípode propuesto por Eitingon de la formación psicoanalítica fue cubierto y avalado por el analista didacta, los supervisores y los profesores con anticipación a la presentación del trabajo recepcional.

El Comité de Promoción y Grado tiene dos tareas que cumplir en relación a la elaboración y presentación del trabajo recepcional:

1) Cuidar que el trabajo final tenga el decoro académico que corresponde al prestigio de nuestra Institución.
2) Obtener información relacionada con la calidad de egresados que el Instituto de Psicoanálisis promueve.

Por eso insistimos en la importancia de evaluar, de una manera seria y responsable, este último elemento académico, y reiteramos que el trabajo recepcional ofrece, si tenemos la madurez de saber reconocer nuestras debilidades y fortalezas, información para elevar la calidad profesional de nuestros egresados y así cumplir con el primero de los objetivos para lo que fue creado el Instituto de Psicoanálisis como órgano educativo de la APM, que es el preparar candidatos para el ejercicio clínico e investigación psicoanalítica.

Resumen

En este trabajo se menciona la importancia que tiene el proceso de evaluación en un sistema educativo, el cual debe comprender a todos los elementos que componen al proceso enseñanza-aprendizaje, tanto en su planificación, como en su desarrollo y sus resultados.

Se hace un breve recorrido histórico sobre los requisitos para titularse en el Instituto de Psicoanálisis, y se hace mención a que actualmente para titularse, el analista en formación tiene que elaborar un trabajo clínico en donde ejemplifique su quehacer como psicoanalista.

Se mencionan las dificultades y resistencias que despierta la elaboración del trabajo recepcional y se hace énfasis en que el trabajo recepcional, además de ser una muestra de la incorporación por parte del alumno, de las destrezas técnicas y los conceptos teóricos que sustentan el trabajo psicoanalítico, es también un índice de la evolución profesional que el analista en formación ha logrado durante el proceso de su entrenamiento psicoanalítico en el Instituto.

El trabajo recepcional es una prueba fehaciente de la calidad de la formación psicoanalítica que ofrece el Instituto en pleno. De una manera indirecta nos corrobora lo atinado o no del proceso de selección de candidatos, nos da información acerca del análisis didáctico, de las supervisiones, de los docentes y de los programas académicos que ofrece el Instituto. El trabajo recepcional es una excelente herramienta para verificar si se alcanza o no el objetivo del Instituto que es el de formar psicoanalistas, y nos brinda la oportunidad de implementar los ajustes necesarios para lograr una alta calidad en esta formación.

Palabras clave: trabajo recepcional, proceso de evaluación, resistencias.

Summary

In this paper the importance of having a process of evaluation in the educational system is mention, which comprehend all the elements that take part in the teaching-learning process, including planning, development and results.

A brief review through the requirements to get a degree in the Psychoanalytic Institute is made, and its mention that nowadays to get a degree, the analyst in formation has to present a clinical write up project where he can describe with examples his job as an Analyst.

It is mention the difficulties and the resistance faced when the degree paper is elaborated, also its shown as a preview of the incorporation of the candidate, of his technical abilities and the framework of theory behind her psychoanalytic work, it is also a benchmark of her professional evolution and that the candidate has achieve during his Psychoanalytic training process in the Institute.

This degree paper it is the most reliable proof of the quality that the Psychoanalytic training that is fully given by the Institute. As an indirect way it corroborates how the process to select the candidates does or does not works, it informs about the didactic analysis, the supervisions, the professors and the academic programs offered by the Institute. The degree paper it is an excellent tool that helps verified if the final goal in the Institute, to form Analysts, is achieve or not, and it also gives us the opportunity to make the necessary adjustments to achieve high quality in the training.

Key Words: Degree paper, evaluation process, resistances

Bibliografía:

BERNSTEIN, S. (2006) *Writing about the psychoanalytic process*. Versión final para su publicación.

BERNSTEIN, S. (2006) *Resistances and Interferences to Writing about the Analytic Process*. Versión final para su publicación.

CASAMADRID, J., SALINAS, J.L. (2003) Metaanálisis de la productividad psicoanalítica: estudio cuantitativo y cualitativo de Cuadernos Psicoanálisis. *Cuadernos de Psicoanálisis*, XXXVI (1-2):35-53

GREEN, A., (1990) *Narcisismo de vida, narcisismo de muerte*. Buenos Aires:Amorrortu

OGDEN, T. (2005). On psychoanalytic writing. *Int. J. Psycho-Anal.*, 86: 15-29.

SANTAMARIA, A. (2006) Comunicación personal.

SUÁREZ DIAZ, R. (1980) *La educación*, México:Trillas

VELASCO, F. (2006) Sobre el registro y la presentación escrita del material clínico psicoanalítico. *Cuadernos de Psicoanálisis*, XXXIX (3-4):107-126.

Junta Clínica:
Un rito de iniciación en la formación psicoanalítica[1]

Gabriela Mustri Misrahi [2]

Revisión de la literatura sobre el papel de la supervisión en la enseñanza del psicoanálisis

Tres son los ejes que constituyen el esquema de la formación analítica: el análisis personal, los seminarios teórico-clínicos y la supervisión, propuestos por Eitington en los años 30's y conservados hasta nuestros días. Tres ejes en apariencia independientes, pero que en la realidad se empalman entre sí.

La junta clínica, podría ser planteada como una modalidad abreviada de una supervisión colectiva y que al formar parte del programa curricular de seminarios que todo candidato debe cumplir, a la vez constituye una experiencia formal de aprendizaje y evaluación.

Arlow (1972) destaca la identificación como uno de los mecanismos centrales en la transmisión del psicoanálisis y señala la creación de un clima psicológico propicio para el desarrollo de los ideales, actitudes y cualidades personales esenciales en los analistas en formación. Así podríamos señalar la importancia del establecimiento de una identidad analítica en el candidato que de sostén a su quehacer profesional.

Algunos autores como Balint (1948) y Arlow (1972) reconocen en los institutos de psicoanálisis la tendencia a generar un clima cargado de esoterismo y secreto alrededor del conocimiento, equiparable a los ritos de iniciación en los pueblos primitivos y en base a esto destacan la vivencia del analista en formación en términos de idealizaciones, fantasías inconscientes compartidas, identificaciones y desidentificaciones, hostilidad reprimida.

---

[1] Versión modificada del trabajo presentado en la XVIII Reunión Científica Anual "Semblanza y desarrollo del Psicoanálisis a 150 años del nacimiento de Sigmund Freud". Querétaro, mayo de 2006.

[2] Maestra en Psicoterapia Psicoanalítica. Miembro adherente de la Asociación Psicoanalítica Mexicana. gamustri@prodigy.net.mx

En suma sería una novela familiar donde siempre se encuentra una buena dosis de ambivalencia, que en términos concretos podría traducirse como que: el candidato encuentra guías y figuras de identificación que facilitan el despliegue de su potencial creativo o bien figuras idealizadas a las cuales busca emular, a la vez que persecutores que lo intimidan y amenazan su individualidad, frente a los que podrá someterse o bien mostrar rebeldía.

En este complejo camino de formación como analista, Balint (1948) propone que el resultado esperado sería *"el desarrollo de un yo crítico y liberal, libre de identificaciones innecesarias así como de transferencias automáticas o patrones que limiten el pensamiento creativo"* (1946, pág. 167. La traducción es mía). Esto sería, a mi parecer lo que corresponde a la integración de una identidad analítica que permita al analista hacer una síntesis personal de una riqueza inacabable de conocimientos que ofrece el psicoanálisis con sus diferentes escuelas y posturas teóricas y clínicas, a la vez que un descubrimiento de cómo uno puede ser analista desde lo que se es como ser individual. Como todo rito de transición implica dolor y ansiedad, a la vez que crecimiento y acceso al conocimiento.

Todas estas reflexiones sobre la formación analítica en su conjunto, tienen en el trabajo que hoy les presento, la intención de ofrecer una plataforma para pensar el lugar de la junta clínica como una experiencia valiosa y de un fuerte impacto emocional sobre el candidato en sus años de instituto.

Considero la junta clínica un buen ejemplo de un rito de iniciación analítico, con su carácter misterioso y enigmático, el candidato es llamado en un incierto momento de su formación a presentar un caso clínico frente a un enigmático supervisor que le es designado y frente a un grupo heterogéneo conformado por los analistas en formación de las diferentes generaciones. El novel candidato, de este modo, se ve expuesto a la intensidad afectiva que le despierta el hecho de exponer frente al grupo la intimidad del encuentro analítico con un paciente y en el que se traslucen sus incipientes habilidades como analista. Es así una experiencia de aprendizaje en la que su trabajo clínico será apreciado desde diferentes ángulos y posturas, donde se mirará a su paciente en su interacción con él. Lo cual no puede menos que generar un conglomerado de ansiedades y sentimientos ambivalentes.

Partiendo de que la junta clínica constituye una modalidad de supervisión, considero relevante plantear algunos aspectos que se han señalado en la literatura en torno a los alcances y limitaciones de la supervisión como uno de los 3 ejes fundamentales en el proceso formativo del analista y extenderlos a lo que es la junta clínica.

La supervisión, como la define Solnit (1970; citado por Pegeron, 1996) *"es más que mera enseñanza y menos que un tratamiento analítico"*. Constituye una experiencia de aprendizaje cognitivo e intelectual a la vez que emocional y vivencial que tiene como meta facilitar la consolidación de un Yo analítico en el candidato, desde el cual escuchar, pensar y actuar frente al paciente de una forma que facilite una interacción particular que permita el despliegue de un proceso analítico (Ornstein,1967).

La mayoría de los autores consultados (Debell,1963; Ornstein,1967; Gediman y Wolkenfeld,1980; Baudry, 1993; Pegeron,1996; Berman; 2000) resaltan que cuando un caso clínico es llevado a supervisión adquiere una visión amplificada y por tanto el material deberá ser pensado desde varias dimensiones:

1. Desde la historia infantil del paciente
2. Desde la propia subjetividad del analista
3. Desde la interacción entre el paciente y el analista (transferencia-contratransferencia)
4. Desde la interacción entre el analista y su supervisor

Lo anterior, apunta hacia una complejidad inherente en la experiencia de supervisión que puede llevar a generar confusión y falta de claridad en cuanto a sus alcances y limitaciones, así como a una difuminación del rol del supervisor que fácilmente pudiera prestarse a que la supervisión, más allá de ser un espacio para enriquecer el trabajo analítico con los pacientes, corra el riesgo de tornarse en un análisis del supervisando o un púlpito desde el cual se predica y se impone una visión cerrada y rígida del psicoanálisis. Lo cual resulta innecesario y disruptivo en el proceso formativo del analista.

Si bien la mayoría de los autores consultados, se niegan a restringir los alcances creativos del psicoanálisis al limitarlo a una única manera de pensar la técnica y por ello se oponen a formular una estandarización de la supervisión, en los relatos de sus experiencias como supervisores me encuentro con algunas sugerencias y recomendaciones que considero valiosas para impedir que la supervisión pierda su rumbo:

1. Cierta personalización de la relación entre el supervisor y el supervisando que disminuya el misticismo y el carácter regresivo en la relación con el supervisor y la distinga claramente de la relación con el analista. En el análisis se promueve la transferencia, en la supervisión se privilegia la identificación (Baudry, 1993; Pegeron,1996)

2. La creación de un *"contrato de supervisión"* establecido por ambas partes y que de espacio a que el supervisando determine lo que espera recibir de la supervisión y el supervisor plantee su forma de trabajar (Baudry, 1993; Pegeron,1996).
3. La contratransferencia aun cuando se puede señalar en la supervisión especialmente cuando interfiere en el trabajo con algún aspecto de la conflictiva del paciente, se aconseja que el analizando la trabaje en su propio análisis (Arlow,1963; Baudry, 1993; Pegeron,1996).
4. La importancia de no hacer de la supervisión un espacio de adoctrinamiento en el que el supervisor busque imponer su visión y su forma de trabajar con los pacientes. Lo esencial es facilitar el desarrollo de un estilo propio para pensar e intervenir analíticamente en el supervisando (Ornstein, 1995; citado por Pegeron, 1996).

Relato de mi experiencia en la presentación de un caso en la junta clínica

Quisiera comenzar diciendo que el temido momento para presentar caso en la junta clínica llegó cuando yo empezaba el segundo semestre de la formación en el instituto. En ese momento yo me encontraba aún en el proceso de transición desde la psicoterapia psicoanalítica hacia un trabajo propiamente de Psicoanálisis. Como creo que es natural, llena de dudas y dilemas en torno al cómo dar ese paso con mis pacientes.

En cuanto fui notificada sobre quién sería mi supervisor en la junta clínica, al cual yo no conocía, me puse en contacto con él vía email para conocer los lineamientos que él establecía para mi presentación y comunicarle mis inquietudes. En este amable intercambio cibernético encontré en el supervisor la disposición para permitirme utilizar la junta clínica como un espacio para trabajar las inquietudes clínicas que partían de mi momento en la formación, lo que a su vez me ayudó a contener parte de las muchas angustias que surgieron en mi frente al hecho de tener que compartir la intimidad de mi trabajo en el consultorio en un momento en el que todavía no me sentía preparada para mostrarme como analista.

Si bien el relato que presenté en la junta clínica fue muy extenso y detallado, para los propósitos de este trabajo bastará lo siguiente: Se trata de Alina una joven mujer de 35 años, de porte distinguido, atractiva y que aún cuando viste de forma casual y moderna hay algo en ella que a la vez la avejenta, la hace lucir conservadora y recatada. Es fluida y espontánea en su discurso, reflexiva e inteligente.

El tratamiento de Alina comenzó un año antes de que presentara el caso en la junta clínica. Cabe mencionar que antes del inicio del tratamiento, la paciente había acudido a mí buscando ayuda, no obstante motivos de trabajo le impidieron iniciar tratamiento en esos momentos, comentó que en cuanto pudiera regresaría ya que había sentido que yo la podría ayudar.

Dos años después, me encuentra en un nuevo consultorio en el que mi flamante y nuevo diván había hecho su incursión. Lo primero que planteó fue nuestro primer encuentro años atrás: *"sentí que el agua me llegaba al cuello y me acordé de ti, en verdad yo quería entrar a terapia contigo... algo en ti me dio confianza y por eso regresé para empezar lo que nunca empecé"*

En el momento en que me vuelve a consultar su motivación para buscar ayuda estaba en función de las angustias que le generaban sus deseos de dejar el hogar paterno para irse a vivir con su novio: lo que esto movilizaba en su familia, el miedo a su nuevo rol y un temor a que se deteriorara la relación con su novio, primera relación profunda que lograba establecer luego de algunas relaciones tormentosas. Su vida transcurría en un constante estado de angustia y autoexigencia, le era difícil disfrutar y vivía con la consigna de *"un tener que hacer todo mas que bien, perfecto"*.

La imagen que me ofrece de su entorno familiar plasma a una madre dura, fría y siempre agobiada por la crianza de sus hijas y por sus muchos problemas maritales, centrada siempre en el orden, la disciplina y los buenos modales e incapaz de conectarse con las necesidades emocionales de los demás. A su padre lo vive como un hombre racional y práctico inmerso en su rol de proveedor pero siempre alejado de la vida familiar. Con respecto a sus hermanas, siendo Alina la menor y existiendo una amplia diferencia de edad con respecto a ellas, reconoce la sensación de haber crecido sola y la presión de tener que madurar de prisa para no quedar relegada y excluida del mundo de sus hermanas.

En un primer momento del tratamiento establecimos una frecuencia de sesiones de dos veces por semana, al cabo de unos cuantos meses las presiones económicas por un cambio de trabajo la llevaron a reducir sus sesiones de modo que sólo venía una vez por semana, situación prevalente hasta el momento en que presenté el caso en la junta clínica.

Durante la primera fase del tratamiento, el material de las sesiones giraba alrededor del tema de tomar la decisión de mudarse a vivir con su novio, tanto en lo práctico como en sus implicaciones emocionales. Poco tiempo después de que abandona el hogar paterno es que yo llevo el caso a la junta clínica, y quisiera resaltar que una vez que pierde vigencia en lo actual dicho tema, el discurso de Alina se dirige hacia otros temas que antes permanecían oscuros o bien poco centrales.

Así las cosas, planteo en la junta clínica mi interés en reflexionar específicamente alrededor de la forma de lograr la transición desde un trabajo terapéutico a uno psicoanalítico, con el consecuente aumento de sesiones, el trabajo en diván, el hacer interpretaciones de otro orden, entrar más profundo en su subjetividad y en el trabajo con su inconsciente. Esta demanda de trascender a un trabajo más a lo analítico surge desde la melodía que se escucha como fondo en nuestras sesiones de aquel tiempo.

Los tópicos recurrentes en las sesiones que presenté en la junta clínica giraban alrededor de los recuerdos de Alina en torno a los juegos sexuales que tuvo uno de sus primos con sus hermanas mayores cuando éstas eran niñas. Tales recuerdos se actualizan con fuerza a raíz de que una amiga le confía que sufrió de un abuso sexual cuando era pequeña. Se trabajaron básicamente sus angustias alrededor de la intimidad y sus miedos a encarar aquellos secretos familiares, la escena primaria, lo inmersa que Alina se encontraba en la trama de su familia y en especial en la relación ambivalente con su madre y que en esos momentos interferían con los retos en su condición de mujer adulta, aspectos que fueron señalados en la junta clínica y trabajados simultáneamente con Alina. Uno de los frutos evidentes e inmediatos del trabajo en la junta clínica fue, que en la última sesión presentada, la paciente accede a retomar la segunda sesión y a plantearse el trabajar en diván, en un futuro cercano.

Mi impresión del clima en la junta clínica, claro desde mi posición de supervisanda, es difícil de narrar, en corto diría que mi paciente movilizó una amplia variedad de afectos en el grupo: si bien hubo polémica, desacuerdos, alianzas, también hubo mucha participación y excitación. Algo muy significativo es que durante el tiempo que estuve presentando el caso, incluso fuera del espacio de la junta clínica, mis compañeros me hacían comentarios del caso o preguntaban sobre mi vivencia como supervisanda, en plan reflexivo o en broma, que yo interpreté como un reflejo de lo que mi paciente tenía la capacidad de movilizar en otros. Lo que me llevó a sentirme contenida a la vez que perseguida por el grupo. Situación que se podría trasladar a la vivencia de la paciente en su relación conmigo.

Entre los puntos de mayor controversia estuvo el manejo de la transferencia, en un principio se me señaló la importancia de colocar mis intervenciones desde mi relación actual con la paciente y hacer menos caso de su relato anecdótico. Pero curiosamente, en sesiones posteriores se señaló como incorrecto el ubicarme dentro de esta trama. En este momento surgió una polémica muy interesante en el grupo, unos acreditaban mi forma de abordar la sesión otros la cuestionaban. Yo en ese momento, quizá llevando la angustia de mi paciente, expresé de forma apasionada esa contradicción y la confusión que generaba en mí. El supervisor, quién siempre enfatizó la importancia de ubicar la contratransferencia en el marco de la junta clínica más como otra fuente de información sobre la paciente que en aspectos propios de los conflictos de la analista, señaló que precisamente en esta controversia que se manifestaba en el grupo podíamos encontrar la vivencia de la paciente en relación a aspectos escindidos de su personalidad.

En cuanto a la función que desempeñó el supervisor, quisiera resaltar el uso de una metodología que dio estructura a la supervisión. Así como hubo una apertura también se hizo un cierre, se me permitió dar cuenta de mi vivencia y tanto el grupo como el supervisor hicieron una devolución que permitió hacer una integración del trabajo que realizamos. Una parte fundamental fue la presentación de escritos breves en los que el supervisor devolvió al grupo una síntesis de los aspectos que él iba elaborando en relación a la discusión grupal. Otro aspecto significativo fue el designar un observador silente que daba una visión general, desde otro ángulo, sobre lo que se movilizaba en el grupo. El supervisor promovió la discusión grupal del material presentado y aunque dejaba un amplio margen para el flujo libre de ideas también introdujo preguntas para orientar la reflexión y no perdernos en lo que puede ser una lluvia o más bien una tormenta de ideas. Especialmente creo que enfatizó tres aspectos fundamentales: 1) La comprensión de la psicodinamia de la paciente; 2) La naturaleza de las intervenciones y 3) La evolución del proceso y los movimientos transferenciales.

He de comentar que una vez finalizada la junta clínica, me tomó un tiempo recuperarme de la sombra del grupo, de su presencia sigilosa en mis encuentros con Alina. Y hablo de recuperar una parte espontánea y natural en mi intervenir con ella, que se vio alterada por los aspectos intrusivos y persecutorios, una masa de gente que penetró un espacio íntimo y personal.

Por otra parte, resulta paradójico que si desde una escucha analítica debiera prevalecer una atención libre flotante, esto sea tan difícil de mantener cuando uno está llevando el caso a la vez que lo supervisa en junta clínica. Por mi parte, reconozco que mi escucha se tornó obsesiva en una parte en mi intento por recordar todo lo dicho durante la sesión para poderlo referir en la junta clínica y en otra parte mi escucha se veía permeada todo el tiempo por la voz del grupo, sus impresiones y sus recomendaciones. En mis intervenciones se podía ver la presencia del grupo y esto también tuvo algún efecto sobre el material de la paciente. En esos momentos eramos Alina, yo y un tercero: la junta clínica.

También pienso en lo limitado que puede ser el lenguaje para transmitir algunas experiencias, existieron muchos aspectos que yo veía con toda claridad en Alina pero que el grupo no alcanzó a captar, de ahí que algunas cosas que me decían a veces no me hacían sentido o que ciertos aspectos que para mi resultaban tan evidentes el grupo no los registrara o no les diera la relevancia que a mi juicio tenían

Algo que es importante mencionar es que mucho de lo que el grupo me aportó como enseñanza lo puedo rescatar ahora, cuando lo miro desde fuera sin estar en la posición de supervisanda. Sin duda toma tiempo metabolizar e integrar lo que fue una experiencia que hoy reconozco como valiosa y significativa en mi proceso formativo.

Otro punto que quisiera abordar, es el seguimiento del caso a casi 6 meses de concluida la junta clínica. Como primer punto, quisiera mencionar que a raíz del aumento de sesiones con Alina bajó considerablemente su nivel de ansiedad difusa y generalizada, la percibo más contenida y capaz de pensar sin desorganizarse frente a lo externo. El material ha variado, si bien no falta el relato anecdótico de los acontecimientos de la vida familiar, éste se puede pensar en función a ella misma, a la vez que se ha dado un espacio para la incursión de sueños, antes muy escasos, al igual que han surgido recuerdos y fantasías infantiles, preguntas sobre sus elecciones en la vida, en fin un interés por verse más ella desde su interioridad. He de mencionar que sigue sin dar el brinco al diván, la aterra verse sin mi mirada y en un encuentro con las partes más oscuras de si misma, como ella misma refiere. No obstante, a raíz de trabajar su renuencia al diván como una forma de resistencia, en últimas fechas se ha planteado la necesidad de introducir una tercera sesión. Y en eso estamos.

Discusión

Finalmente, creo que el valor de una experiencia radica en lo que uno puede hacer con ella. El realizar este trabajo me ofrece la posibilidad de reflexionar sobre el valor que encuentro a la junta clínica en mi formación como analista. No me sorprende que en la literatura se mencione que hay mucho publicado de la supervisión desde la mirada del supervisor pero poco es lo que se ha escrito consignando la experiencia del lado del supervisando

(Ornstein, 1967) y no me sorprende porque no es una tarea fácil ya que el impacto emocional y las angustias que se juegan en el supervisando a veces no son justamente valoradas.

La junta clínica constituye una especie de rito de iniciación en la que el analista en formación se ha de enfrentar a un grupo amplio en el que su trabajo clínico será evaluado cuando su identidad como analista aún esta en camino de conformarse, cuando su acervo de conocimientos teóricos y técnicos es aún muy reducido, especialmente cuando se da en los momentos iniciales de su formación. Así pudiera partirse de un supuesto saber que pudiera dar un matiz de falsedad o complacencia o bien de una búsqueda genuina de experiencias significativas que enriquezcan el aprendizaje.

Sin duda, hay una multiplicidad de aspectos que se pueden escuchar en el material de una sesión, sin embargo, por lo reducido del número de sesiones de la junta clínica (Cinco sesiones) creo que ponen un limite natural a lo que se puede trabajar en ella. De tal modo considero provechoso el centrar el trabajo a realizar en la junta clínica sobre algunos de los aspectos relevantes para el analista en formación desde el momento en el que el se encuentre en su proceso de aprender a ser analista, para mi ese sería el sentido de la junta clínica.

Desde mi propia experiencia, podría resaltar la utilidad de contar con una estructura clara en la que el supervisor juegue un rol activo, proponga una metodología clara de trabajo que facilite y contenga la discusión grupal sin perder de vista los objetivos planteados.

Pienso que el tener claras "las reglas del juego" pudiera contribuir a desechar el misticismo y la persecución para generar un espacio seguro y creativo que permita tolerar y poner en palabras la angustia, la ambivalencia y el conflicto. De modo que puedan ser trabajados de forma productiva y en relación con el material clínico.

Considero que otro aspecto que merece atención es el registro de los mecanismos inconscientes y las modalidades de interacción que se gestan en el grupo de supervisión como respuesta al material de la paciente, que a la vez se verán incluidos, de algún modo, en el encuentro del supervisando con su paciente en las sesiones que transcurren mientras se está presentando el caso en la junta clínica.

Por último, quisiera destacar el valor que tuvo para mí la junta clínica como espacio de intercambio y reflexión con el grupo de analistas en formación de las diferentes generaciones, un encuentro con otros en los que hacen resonancia inquietudes similares a las propias.

Epílogo

Hoy en día, soy candidata avanzada del instituto y quisiera aclarar que las impresiones que narro en este trabajo corresponden a mis reflexiones luego de seis meses de finalizada mi experiencia en la junta clínica, momento en el que cursaba el tercer semestre de mi formación en el instituto.

Respecto a la evolución del caso quisiera comentar que poco tiempo después de presentar este relato en un congreso, la paciente y yo nos animamos a introducir una tercera sesión y también a pasar a realizar un trabajo analítico en diván. Quisiera hacer hincapié en lo enriquecedoras que fueron para mi ambas experiencias, tanto la junta clínica como la presentación de este trabajo en el congreso, su fruto mas evidente fue el estimularme a profundizar cada vez más en el trabajo clínico que realizo con Alina, que en lo más concreto implicó el poder plantear a la paciente el aumento en la frecuencia de sesiones así como el hacer camino para llevar a la paciente a trabajar en diván. Aquellas inquietudes que llevé inicialmente a la junta clínica alrededor de este caso, y que recuerdo al lector, versaban sobre la transición de una psicoterapia a un tratamiento psicoanalítico y el concomitante paso al diván; puedo decir que al final del camino encontré una respuesta.

Desde mi perspectiva actual, con más años de formación, quisiera añadir que considero la experiencia de la supervisión en la modalidad de junta clínica como una pieza importante en la conformación de mi identidad como analista, especialmente resalto su valor como un espacio que me enseñó a compartir la experiencia de trabajo que transcurre en la intimidad del consultorio para enriquecerme de la mirada de otros, para hacer el ejercicio de pensar y reflexionar desde diversos ángulos la complejidad de una sesión analítica. Pensando en lo solitaria que resulta nuestra profesión, me parece que fácilmente podemos vernos perdidos en nuestro propio laberinto, de ahí que la junta clínica nos de las tablas para arriesgarnos a presentar casos clínicos y trabajos frente a nuestros colegas, en un afán de continuar aprendiendo y creciendo durante toda nuestra vida profesional.

Resumen

Se presenta el relato de una candidata del instituto de psicoanálisis en el que comparte sus vivencias y reflexiones frente a su experiencia al presentar un caso en la junta clínica, misma que consiste en una modalidad de supervisión colectiva. Son incluidas algunas consideraciones en cuanto a la formación analítica, específicamente la discusión se orienta hacia el lugar de la supervisión como una de las piezas clave, junto con el análisis personal y los seminarios teóricos, en la conformación de una identidad analítica en el candidato.

Palabras clave: Junta clínica, supervisión, formación analítica, identidad analítica, rito de iniciación.

Summary

This paper presents the account of a candidate of the psychoanalytic institute who shares her thoughts about her experience when presenting a case in a clinical meeting, which is a kind of a collective supervision. Some thoughts are included regarding the training of a psychoanalyst and, more specifically the discussion is focused towards the role of supervision, together with personal psychoanalysis and theoretical seminars, as one of the key pieces in the building of the candidate's psychoanalytic identity.

Key words: clinical meeting, supervision, psychoanalytic training, psychoanalytic identity, initiation rite.

Bibliografía

ARLOW, J.A. (1963). The supervisory situation. *J Amer Psychoana Assn*, 11: 576-594.

ARLOW, J.A (1972). Some dilemmas in psychoanalytic education. *J Ame Psychoana*

Assn, 20: 556-565.

BALINT, M. (1948). On the psychoanalytic training system. Int *J Psycho-Anal*, 29: 163-172.

BAUDRY, F. D. (1993) The personal dimension and management of the supervisory situation with a special note on the parallel process. *Psychoanal Q*, 62: 588-613.

BERMAN, E. (2000). Psychoanalytic supervision. *Int J Psycho-Anal*, 81: 273-290.

DEBELL, D.E. (1963). A critical digest of literature on psychoanalytic supervision. *J Amer Psychoana. Assn*, 11: 546-574.

GEDIMAN, H.K.; WOLKENFELD, F. (1980) The parallelism phenomenon in psychoanalysis and supervision: Its reconsideration as a triadic system. *Psychoana. Q, 49: 234-255*

ORNSTEIN, P. H. (1967). Selected problems in learning how to analyze. *Int J Psycho-Anal*, 48: 448-459.

PEGERON, J. P. (1996). Supervision as an analytic experience. *Psychoana. Q*, 65: 693-710.

La formación psicoanalítica desde la teoría del campo y la teoría del pensamiento[1]

Ricardo Velasco Rosas [2]

"Es un buen ejercicio ser completamente sincero con uno mismo"
S. Freud

1. A modo de introducción: un contexto

1.1. En la década de los 60, una pareja de analistas, formados inicialmente como filósofos en Francia y emigrados a Argentina y Uruguay, desarrollaron un cúmulo de concepciones teórico-clínicas bajo una visión pluralista que integraba las más diversas escuelas de pensamiento entre las que destacan: los desarrollos sobre la contratransferencia de Racker y Heinman, la teoría psicoanalítica de Lacan, las ideas clínicas de Pichon-Riviere, así como algunos conceptos tomados de la psicología Gestalt y la teoría de campo de Merleau-Ponty. Todo esto dio por resultado la interesante teoría del campo dinámico de Willy y Madeleine Baranger (1969), que es uno de los modelos para pensar este trabajo concerniente a la formación analítica.

1.2. Mientras tanto, también en la década de los 60´s pero en Inglaterra, el entonces presidente de la S.P.B., Wilfred Bion, sorprendía al mundo analítico por su revolucionaria clínica y erudición en el terreno de la psicosis y los grupos, y por su independencia contra el entonces "dogmatismo kleiniano", construyendo un modelo del aparato mental como un sistema *"gastro-intestinal-intelectual-emocional"* con tintes matemáticos y místicos, que lo llevaron a crear las nociones más originales entre las que destaca su teoría del pensamiento (1967, 1978) , como un proceso de aprendizaje a través de vínculos, desde donde se pueden inferir interesantes ideas para pensar el proceso de formación.

[1] Trabajo Presentado en la XIX Reunión Científica Anual Sigmund Freud, México. D.F. Mayo 2007.

[2] Analista en Formación de la Asociación Psicoanalítica Mexicana.

2. La formación analítica: sus campos dinámicos

Siguiendo a los Baranger (1969), por "campo" se entiende el contexto espacio-temporal en el cuál tienen lugar interacciones transferenciales y contratransferenciales entre dos entidades subjetivas que se reúnen bajo el marco de un contrato, una tarea específica y una relación de naturaleza asimétrica.

Si bien los autores inicialmente lo pensaron como un campo exclusivo de la relación analítica, creo pertinente su aplicación a cualquier vínculo relacional con los componentes antes descritos. Dicho de otra manera, pienso que si bien el campo dinámico se descubrió a partir del estudio de la pareja analista-analizando, no por ello es exclusivo de ese campo, de la misma manera en que Freud pensó la transferencia como algo que no crea el tratamiento psicoanalítico sino que *"meramente la revela, como a tantas otras cosas ocultas en la vida del alma"*. (1905, pág. 102).

Desde esta perspectiva, pienso que el analista en formación, se enfrenta simultáneamente a la dinámica de múltiples campos que -como el cincel en la roca- van forjando su futura identidad e ideología analíticas en el arduo proceso de su formación. Dentro de estos campos destaco:

a) Relación con el analista didáctico
b) Relación con el supervisor
c) Relación con los maestros
d) Relación con los compañeros en formación
e) Relación con los pacientes

Si bien todos estos campos se van moldeando de acuerdo a la dinámica inconsciente particular, para fines didácticos pretendo intentar hacer un esquema del proceso de formación aplicable a cualquiera de estos campos.

Por otro lado, creo pertinente, para el estudio del "proceso" de formación analítica, diferenciar desde una perspectiva temporal, dos momentos de este proceso, que he denominado: Momento de pre-formación y Momento de formación propiamente dicha.

3. La pre-formación

Ningún analista en formación, llega al Instituto donde ha sido aceptado para formarse, sin un contacto previo sobre el psicoanálisis, este contacto es muy importante, ya que determina una ideología psicoanalítica previa al inicio de la formación.

Esta "ideología previa" se puede entender, como la suma de influencias, vínculos e identificaciones que se forman a partir de múltiples agentes como pueden ser: a) la formación académica previa (psiquiatría, psicología , filosofía, etc.); b) procesos terapéuticos previos (analíticos o no); c) el estudio de literatura analítica, d) el contacto con maestros o supervisores de orientación analítica y -por supuesto- e) el análisis didáctico que para entonces ha empezado al contrario de los seminarios y la supervisión oficial.

Respecto a éste último, Rovatti (1959) señaló que la fase previa a los seminarios, podrían entenderse como el "periodo fetal" de la formación, misma que se caracteriza por la adquisición de las primeras fantasías e idealizaciones del candidato respecto al psicoanálisis y al "ser" psicoanalista.

De esta manera, la "ideología previa" trae consigo un esquema referencial preconcebido que –dicho sea de paso- el analista en formación necesita "idealizar" por un tiempo. Zak de Goldstein (1991) –analista argentina influenciada por los Baranger- afirma que "*si no existe esta idealización previa, el candidato no se hace psicoanalista de ninguna manera*" (en Kancyper 1999, pág. 422) pues no hay colega en formación que llegue "virgen" de psicoanálisis y que no llegue implícitamente con un esquema psicoanalítico preconcebido que considera hasta este momento como el único y en este sentido idealizado.

4. La formación propiamente dicha

Zak de Goldstein (1991), apunta hacia una paradoja que es irresoluble para el analista en formación, que es la de entrar simultáneamente a un proceso de tratamiento analítico (el propio análisis), y por el otro lado, adquirir una formación institucional formal, con requerimientos oficiales específicos previamente establecidos por una institución internacional (IPA).

Ya Garma (1959) había señalado que el "tratamiento psicoanalítico" del futuro analista, está irremediablemente influenciado por las normas institucionales de formación, de ahí se desprende un doble rol (ser paciente-ser analista en formación) que es parte inherente de la condición del sujeto que entra a la formación. Ante esta paradoja, Zac de Goldstein (1991), propone la noción de "*formar subjetivando*", que es para esta autora, la solución posible ante la difícil situación del futuro analista.

Subjetivar, se entiende como la capacidad de "hacer propio" el proceso de formación, lo que implica ir "des-idealizando" los distintos supuestos previamente establecidos (eso que llamé la "ideología previa" en la etapa de preformación) en cada uno de los campos dinámicos, y por otro lado ir formando un criterio propio del psicoanálisis y sus aplicaciones teórico-prácticas, lo que formará la llamada "identidad analítica".

Volviendo al "*formar-subjetivando*" de Zac de Goldstein (1991), ella nos alerta de los peligros de una excesiva posición narcisista hacia el psicoanálisis. Dicho de otra manera, el "óptimo" proceso de formación, implica vencer la esperanza de que el psicoanálisis lleva a la "anhelada certeza" de comprender el psiquismo humano, lo que necesariamente implica un proceso de duelo que –como Freud lo postuló- por su naturaleza es lento, doloroso y en gran medida inconsciente.

Este duelo implica sostener la "incertidumbre" y comprender los límites de nuestra disciplina. No obstante, piensa Zac de Goldstein (1991), esta incertidumbre lejos de ser caótica, puede ser el motor de la creatividad del analista.

En suma, Zac de Goldstein (1991) considera que, psicoanalizar y psicoanalizarse es una experiencia singular e intransferible, que no puede sintetizarse ni generalizarse en una fórmula concreta siendo siempre el resultado de "*la evolución de un sujeto (...) misma que comprende (entre otra cosas): el insight adquirido en su propio análisis, la comprensión de su situación como psicoanalista con sus analizados –en la supervisión- y una evolución ideológica adquirida por la relación con sus maestros del psicoanálisis: Freud en muy primer término*" (En Kancyper 1999, pág. 420).

Siguiendo con la lógica desde el "campo dinámico" de los Baranger (1969), es esperable que conforme el proceso de formación analítica vaya avanzando, comienza a formarse una fantasía compartida con sus respectivos roles inconscientemente asignados. Si esta fantasía se rigidiza y se hace estática, los sujetos en interacción se encasillan en un rol fijo, quedando empobrecida la dinámica vincular y la posibilidad de múltiples formas de relación.

Para salir del atolladero, alguno de los miembros debe de recurrir a lo que los Baranger (1969) llaman una "*segunda mirada*", que en el caso de la formación puede ser inicialmente un tercero, pero en el caso más evolucionado se espera que sea el sujeto mismo el que tenga la capacidad de observarse y funcionar con una segunda mirada internalizada.

Pienso que durante un óptimo proceso de formación, existen múltiples vínculos que pueden funcionar como segunda mirada para el candidato. Así por ejemplo el supervisor será esa otra mirada que le señale un punto ciego en su actuar con su paciente; o bien un compañero le podrá hacer notar a otro que tiene una posición demasiado prejuiciosa hacia tal escuela analítica.

Sin embargo, podría ser también que en alguno de los campos dinámicos, la doble mirada quede substituida por lo que los Baranger (1969) denominaron un "baluarte". El baluarte es una estructura inmovilizada que entorpece o paraliza un proceso; funciona como un cuerpo extraño, que rigidiza los vínculos, los parasita y los convierte en pseudo-procesos.

En suma, el baluarte alimenta la idealización y por tanto es proclive de aumentar el autoritarismo. Como resultado se tienen estructuras paternalistas que se esclerosan e impiden cualquier pensamiento crítico-reflexivo. El riesgo aquí consiste en la transmisión y asimilación de un psicoanálisis dogmático que petrifique el pensamiento creativo y singular de cada candidato.

5. La formación desde la teoría del conocimiento de Bion

Si concebimos el proceso de formación analítica desde la perspectiva de Bion (1971), entenderíamos la formación como un proceso encaminado a desarrollar un "aparato de pensar pensamientos" en el que el aprendizaje y las transformaciones se dan a través de vínculos que alternan funciones de continente y de contenido.

Es importante recordar que el vínculo en el sentido *bioniano,* describe una experiencia emocional en la que dos personas (o dos partes de una personalidad) están relacionadas una con otra. Bion (1971) propuso seleccionar tres grandes grupos de emociones que son: amor (L), odio (H) y conocimiento (K) todas intrínsecas en cualquier vínculo.

Respecto al vínculo de conocimiento, al que Bion (1971) designa con el signo "K" (de *knowledge*) se refiere al vínculo entre un sujeto que busca conocer y un objeto que se presta a ser conocido. Parece legítimo pensar, que esta posición es la del candidato en formación ante el objeto por conocer (paciente; literatura analítica, él mismo etc.).

El vínculo "K" representa entonces al individuo que busca una "verdad de sí mismo" a través del vínculo con otro, con la salvedad de que cuando "K" predomina, los vínculos "L" y "H" quedan subordinados, es decir, para que haya un buen "aprendizaje" los factores emocionales (amor/odio) deben tolerarse para obtener la adquisición del conocimiento.

Si bien K, depende en gran parte de la capacidad del yo del analista en formación, la tolerancia de los embates "L" y "H", dependerán también de la capacidad de "reverie" del otro en el campo dinámico, que en este caso pueden ser representado por el maestro, el supervisor, el compañero, que tendrá que funcionar de continente ante la necesaria "evacuación" de lo-no-digerible para el analista en formación. Si esto sucede, más "K" habrá y el aparato de pensar pensamientos funcionará.

Pero si esto no sucede, estamos ante el nombrado vínculo "-K", caracterizado por la incapacidad del sujeto de procesar los pensamientos de forma distinta, de modo que predomina en éste el prejuicio y el dominio de lo "moral" sobre lo "científico", entendiendo lo moral como el pensamiento cargado de afectos intensos no resueltos. Quizá esta cita de Grinberg (1991) sea más esclarecedora:

> *"Los factores en –K son, desde el punto de vista emocional, la envidia y la voracidad, y en términos de continente-contenido constituyen una relación mutuamente despojante y destructiva"* (Pág. 102).

En síntesis para Bion, un proceso de aprendizaje en el cual prevalecen "ataques al vínculo", terminará por crear vínculos "–K", caracterizados por la evacuación masiva de elementos beta y la consecuente atrofia del aparato de pensar pensamientos.

Por otro lado, para diferenciar cuando un proceso analítico se da en "forma óptima" o cuando se ve "obstaculizado", creo pertinente el pensamiento de Etchegoyen (1986) en lo referente al insight y las estrategias inconscientes en contra de éste.

El "insight", para este autor, es en sus propias palabras, la columna vertebral del proceso analítico. Cabe pues preguntarse, ¿Cómo se enfrenta el candidato a la posibilidad del "insight" en su formación?

Desde mi punto de vista el analista en formación se confronta continuamente con material (interpretaciones de su analista; señalamientos de su supervisor; reflexiones a partir de textos) que es potencialmente susceptible de "insights" profundos que puede aprovechar si las condiciones intrapsíquicas y ambientales lo permiten.

No obstante, es natural pensar que el analista en formación, que se ve constantemente bombardeado por material analítico profundo en un estado de regresión permanente, utiliza mecanismos defensivos propios de su personalidad para evitar la angustia masiva ante el dolor psíquico de conocer lo desconocido.

El riesgo radica en que, si estas defensas se rigidizan y el *otro* del campo analítico no permite salidas alternativas, pueden aparecer verdaderos sistemas defensivos que atacan al proceso, y que, son para Etchegoyen (1986) "estrategias inconscientes contra el insight", entre éstas quisiera destacar la llamada "reversión de la perspectiva" por ser éste un fenómeno descrito por Bion (1967) y que tiene mucha relación con el vínculo "-K".

La "reversión de la perspectiva" es la incapacidad de pensar un pensamiento desde otro ángulo que no sea el propio y su objetivo primordial es evitar el dolor mental que produce pensar distinto. Siguiendo a Bion (1967), pensar es doloroso desde su origen ya que "el primer pensamiento surge cuando se acepta el dolor de la ausencia", la ausencia del pecho, la ausencia del otro, la ausencia de la certeza.

Para terminar este apartado, basta decir que Bion ejemplifica como algunos sujetos que funcionan desde la reversión de la perspectiva, buscan ante todo, alterar el contrato básico del análisis (esto es que el analista sea analista y el paciente sea el paciente) y el resultado es un acuerdo manifiesto y un desacuerdo latente, de modo que cada miembro de la díada observa un fenómeno desde perspectivas diferentes e irreconciliables.

6. Conclusión

a) Considero que el proceso que implica una formación psicoanalítica es complejo y difícil, ya que implica la vivencia emocional de estar sujeto a múltiples campos dinámicos con sus respectivas fantasías inconscientes, lo que da como resultado un cúmulo de vivencias transferenciales y contratransferenciales cruzadas y difíciles de asimilar.

b) Ante este clima confusional, creo que ningún candidato está exento de utilizar estrategias inconscientes que puede ir desde las menos rígidas y reversibles, hasta las mas primitivas como es la "reversión de la perspectiva" (Bion, 1967), como una defensa radical ante angustia de "pensar distinto" y romper con la "ideología previa" con la que entró a formación. De ahí que el espíritu de este trabajo obedece invitar a una reflexión introspectiva sobre nuestro rol en los distintos campos dinámicos de nuestra formación.

c) Sostengo que en la medida en que seamos más conscientes de que somos parte de una historia institucional y de vínculos transgeneracionales mudos, se pueden ir moviendo los "baluartes" (Baranger 1969) – entendidos como roles rígidos asignados desde la fantasía inconsciente grupal e institucional- y contribuir a campos analíticos más dinámicos y fértiles.

d) Por último, creo que el pensar que cada analista en formación es agente activo y dinámico del proceso del colega en formación que está a su lado, pone el acento en que se puede ser un factor ambiental "suficientemente bueno" (Winnicott, 1971) para facilitar el desarrollo óptimo de otros procesos y eso se puede lograr con trabajo analítico profundo sobre las implicaciones transfero-contratransferenciales que están en juego en los diversos campos dinámicos que comprenden su formación analítica.

Resumen

El presente trabajo, tiene el objetivo de pensar el proceso de "formación psicoanalítica" desde la óptica de algunos conceptos introductorios de la teoría del campo (Baranger) y la teoría del pensamiento (Bion).

Se concluye que el proceso de formación psicoanlítica es complejo debido a la multiplicidad de campos dinámicos que esta implica, y que, en la medida en que se es consciente de la dinámica transfero-contratransferencial de estos campos, se puede tener un proceso mas constructivo y -a la vez- ser agente facilitador del proceso de formación del colega.

Palabras clave: Formación analítica, teoría del campo, teoría del pensamiento, analista en formación.

Summary

The present paper has the objective to think in the process of psychoanalytic training, from introductory concepts taken from the theory of field (Baranger) and the theory of thought (Bion).

It is concluded that the process of psychoanalytical training is complex because the multiplicity of dynamic fields that are implied, but the consciousness of the transfer-countertransference dynamic of these fields could provide a more constructive process and could be a facilitating agent to the process of the other colleague in training.

Key Words: Analytic training, theory of field, theory of thought, candidate

Bibliografía

BARANGER, W y BARANGER, M (1969) "*Problemas del campo dinámico*". Ed. Kargieman: Buenos Aires.

BION, W, (1967) *Volviendo a pensar*. Ed. Paidós. Buenos Aires.

BION, W. (1978) *Aprender de la experiencia*. Ed. Paidós. Buenos Aires.

FREUD, S. (1905) Fragmento de análisis de un caso de histeria. En *Obras Completas*.

Vol. VII. Editorial Amorrortu. Buesos Aires. Págs. 1-107.

ETCHEGOYEN H (1986) *Fundamentos de la técnica psicoanalítica*. Ed. Amorrortu.

GARMA, A (1959) Como mejorar las relaciones entre psicoanalistas. *Revista APA*. Vol 4. Págs. 362-337.

GRINBERG, L. et.al. (1991) *Nueva introducción a las ideas de Bion*. Ed. Julián Yébenes. Madrid.

KANCYPER, L (1999) *Volviendo a pensar con Willy y Madeleine Baranger: nuevos desarrollos*. Ed. Lumen. Buenos Aires

ROVATTI, J (1959) Relaciones entre candidatos. *Revista APA*. Vol. 4. Págs. 337-341

WINNICOTT, D. (1971) *Realidad y Juego*. Ed. Gedisa. Barcelona

ZAK DE GOLDSTEIN, R (1991). *La incertidumbre en la subjetivación del analista: entre el caos y la petrificación*. Cap. 20 En: "Volviendo a pensar con Willy y Madeleine Baranger". Ed. Lumen. Buenos Aires. Págs. 415-431.

"Cienco" años de Soledad[1]

Mtra. Ma. Luisa Saldaña Obregón[2]

A todos los candidatos

"Cienco" años de soledad, es el nombre con que me inspiro ahora para escribir sobre el largo proceso para convertirse en psicoanalista, o para decirlo en términos de García Márquez, para fundar mi propio Macondo. José Arcadio Buendía no fundó Macondo de un día para otro. Junto con Úrsula y a lo largo de los años, criaron hijos que a su vez criaron a sus propios hijos que junto con gente que venía de afuera terminaron por fundar y llenar de magia al famoso Macondo. Pero a Macondo también llegaron las plagas, las guerras, los mitos, las herencias transgeneracionales, las maldiciones, los presagios, el olvido, los remedios, las desgracias, la soledad, la muerte.

Imaginariamente he puesto en la entrada de la APM *"Bienvenido a Macondo"*, porque también ha sido fundado a partir de generaciones con sus descendientes, los descendientes de sus descendientes, los descendientes de los descendientes de sus descendientes, hasta las generaciones que ahora nos estamos formando, más algunos que han venido de afuera. De nuestros ancestros analíticos hemos formado una historia y una visión del mundo psicoanalítico que en el mejor de los casos nos emparenta y relaciona a unos con otros pero que también nos distancia y nos diferencia de otros. En la historia de nuestro "Pueblo APM" también hemos tenido nuestras "plagas" encarnadas en la intolerancia hacia los que piensan diferente, hacia los que chocan con los conservadores de una y otra postura. No debemos olvidar los saqueos, nuestras "guerras civiles" que al igual que en Macondo han causado bajas, aunque por fortuna hasta ahora ningún fusilado, creo. Pero también nos ha llegado la paz que si siguiéramos la historia de Macondo nuestra novela así habría de terminar, pero la nuestra dista mucho de estar finalizada.

---

[1] Trabajo presentado en la XIX *Reunión Científica Anual Sigmund Freud*, en la Ciudad de México, mayo 2007.

[2] Analista en Formación.

Nosotros también vamos fundando nuestro propio Macondo poblándolo primero como descendientes de nuestros propios analistas y luego con nuestros maestros, supervisores, pero principalmente nuestros hijos/pacientes que llenan de vida y de magia nuestro Macondo psicoanalítico. Así es que a la entrada de mi consultorio he colocado también el mismo e imaginario letrero que dice *"Bienvenido a Macondo", lugar de magia, historia, fantasía, dolor, pergaminos o historias por descifrar, plagas, guerras, inventos, mitos, presagios y paz.*

Esta construcción es larga. Se basa principalmente en la experiencia de nuestros propios análisis y académicamente empieza con nuestra elección profesional como psicólogos, psiquiatras, filósofos, continúa con maestrías, especialidades, diplomados, grupos de estudio y para algunos termina por consolidarse en los 5 años de formación. Cinco años de "soledad", de crecimiento, estudio, dolor, sacrificio, esfuerzo individual: porque uno va solo en este esfuerzo personal. Cada uno debemos tener nuestra propia experiencia sobre este camino y debe ser tan distinto como tan distinto es cada candidato. Por eso, en estos foros de José Arcadios y Úrsulas Buendía, podemos compartir nuestros pesares, dudas, logros, nuestros esfuerzos, nuestro dolor, ¿Quienes mejor que nosotros candidatos (y aquellos que ya lo fueron), somos los que nos podemos entender mejor?, porque en este camino dejamos el alma al desnudo. Las ropas se nos caen cuando durante las supervisiones o congresos nos exhibimos reaccionando ante nuestros pacientes. Allí mismo le arrebatamos las vestiduras a nuestros compañeros cuando queremos hurgar y saber por qué dijo o no dijo esto o lo otro, y en el peor de los casos nos explican que el enfoque en el que nos basamos simplemente "no es psicoanálisis", pero en el mejor de los casos nos recuerda que todos nos equivocamos y el proceso de aprendizaje es muy largo. Y para mala suerte de nuestros pacientes, resultamos ser expertos en los casos de los pacientes ajenos, y principiantes con los nuestros.

Cuando me puse a pensar en lo que a todos nos podía hacer sentir solos o diferentes en este camino, pensé en muchas cosas, por ejemplo en edades: ser candidato a los 30´s es muy diferente a ser candidato a los 60´s. Entonces las expectativas de vida, el concepto de mundo y de vida son totalmente diferentes. Simplemente a los 50´s uno le ha dado más vueltas al mundo y por ello lo entienden mejor, mientras que el candidato de fines de los 20´s pide canas y arrugas prestadas para poderse ver "confiable y experto", pero sobre todo, qué sabe de la vida. Pensé también en el estado civil y las diferencias de género para entregarse por completo a la formación: no es lo mismo estar casado que soltero, con hijos pequeños, adolescentes o adultos. No puedo dejar de mencionar las enormes diferencias entre las ideologías o la formación, y así podría seguir mencionando muchas más variables que como personas nos afectan de manera diferente en la formación.

Mejor decido compartirles mi experiencia personal.

Cuando fui aceptada para formarme como analista me cayó un chubasco de sentimientos e ideas encontradas, por una parte me sentí muy contenta y honrada de ingresar a la formación, pero también me atosigaron sentimientos de culpa por robarle horas de atención a mi hija que en aquel entonces apenas tenía 2 años. Ella misma cooperó con la culpa cuando dentro de sus juegos, una vez me encontré castigada a una muñeca, entonces le pregunté por qué estaba castigada y me dijo que porque dejaba a su hija sola. Cuando las fotocopias y los libros empezaron a formar parte de nuestro nuevo ambiente ella se dedicaba a cerrar los libros abiertos y a castigar las fotocopias porque no estaban en su lugar (debajo de los periódicos que iban a la basura), hasta que ahora ya más grande (4 años) francamente me dice "ya no leas mamá". A esto yo añadiría algo más: revisar libros y temas en relación al desarrollo infantil; el hablar de las mamás no suficientemente buenas, o de la muy nombrada "madre muerta", de los pacientes abandonados, del pecho malo y el bueno, todo ello me cimbraba internamente. Aunque sé que es un mal hábito el no relacionar la teoría sólo con los pacientes sino con los parientes (y menos con la hija en crecimiento), a veces simplemente no puedo evitarlo, de tal manera que aumenta la angustia y la soledad en este largo camino. Me gustaría saber si hay mamás que no hayan pasado por algo similar o cuál es su experiencia; pero algo en mí me dice que, el estar cuidando y criando o mal criando hijos mientras uno cuida y "cría pacientes", es una experiencia difícil porque nos confronta con fibras muy sensibles.

Sin embargo, la decisión estaba tomada ya, y la culpa ya estaba en el diván en vías de elaboración. Dado que me encuentro en el rango de los 40´s me pesaba mucho pensar que mis compañeros serían mucho menor que yo, eso simplemente iba a aumentar el sentimiento de soledad. Decidí no dejarme intimidar por la edad, y así pasé a la siguiente etapa: cómo explicarle a mi esposo que nada tiene que ver con el mundo psi, excepto a su "casi reciente" esposa que a esas alturas de la vida empezaría unos estudios de ¡5 años! Que incluyen no solo módica colegiatura de 12 meses por año, sino ¡análisis y supervisiones! Que, ¿qué son las supervisiones?, ¿qué no me basta con tantos estudios previos? ¿Con tantos años de análisis previos? Que ¿por qué tanto tiempo de análisis? ¡Que $500,00 (4 veces por semana) son los honorarios de solidaridad y consideración a los candidatos! ¡Entonces son más bien los candidatos los que son considerados y solidarios con los analistas! ¿no? o ¿cómo es la cosa? mmm…¡ya!, los mejores clientes de los psicoanalistas son los mismos psicoanalistas. ¿Por qué no nos dedicamos a hacer y recibir terapias más breves?... ¿qué no entiendo que la gente común no quiere pasar años analizando la parte dolorosa de su vida 4 veces a la semana? en fin, ni cómo explicar todo de un mismo golpe y menos cuando poco a poco me fue viendo sepultada entre hojas subrayadas con plumones fosforescentes. A esto añádele después que está el congreso cerrado, el congreso abierto, las sesiones clínicas mensuales en pleno sabadito, sesiones científicas también en sabadito y algún invitado especial de vez en cuando en la APM.

Así fue el inicio de los 5 años de soledad. ¿Por qué insisto en "soledad? Soledad porque las experiencias personales o las dificultades o dolores personales suelen no ser compartidos y al menos a mi me deja sentir que estoy sola en este proceso. Soledad porque solo en nuestra profesión desnudamos nuestra alma, exponemos nuestros talentos y nuestras limitaciones como personas completas. Porque en pocas profesiones trabajamos entregándonos completamente en cuerpo y alma a nuestros pacientes que con nuestra profesión decidimos cuidar y remendar allí donde los dolores son más íntimos, más profundos y más amargos.

Con el entusiasmo en su nivel más alto empezaron las clases. El propedéutico una bendición gracias a nuestros muy amenos, ocurrentes, cultivados y queridos maestros, pero culminando con el inicio de una nueva etapa: la APM dividida como en el oeste: en buenos y malos. ¿Y…eso? Se hablaba de la inconveniencia de las distancias, pero sabíamos que eso era sólo el pretexto, entonces ¿quién es de aquí?, ¿quién de allá?, ¿los buenos y los malos? Pero silencio, nadie decía mucho, y cada uno tenía su versión. Pero como cada quién escoge irse con los "buenos" yo también escogí y me fui al "bando de los buenos" (no se enojen mis compañeros del Sur, pero seguro ellos también se fueron con los "buenos"). Confusión, misterio, fidelidad, filiación ¿de mis compañeros, cómo averiguar quién iba aquí y quién iba allá sin levantar sospechas de conspiración? Y luego viene un shock cultural! No hay una definición o conceptualización unificada de lo que es el psicoanálisis y mucho menos en cómo practicarlo! Es una arte? Es una ciencia?, el psicoanálisis busca descubrir el inconsciente?, pretende promover una relación emocional correctiva?, si trato a un paciente cara a cara es psicoanálisis? Tiene que estar en diván? Esos son los parámetros que definen al psicoanálisis? Unos dicen que sí, otros dicen que no, así es que como en muchos temas, cada uno irá encontrando los parámetros que lo convenzan, con los que se identifique a pesar de que a veces implique ir remando contra la corriente.

Otro mito escuchado desde los primeros semestres es el *"estar bien analizado"*, como si eso nos comprometiera a ser modelos de salud mental y perfección. Como si ello nos comprometiera a no equivocarnos con los pacientes, a no enfermar, a no necesitar de alguien más. Yo más bien propondría el término: "estar suficientemente bien analizado", lo cual niega nuestra omnipotencia, nos recuerda nuestras fracturas, nuestras limitaciones y la necesidad de los demás. Además, no conocemos a caso analistas brillantes cuyos analizandos no lo son tanto, o unos sí y otros no? O al revés, brillantes analizandos que superan a sus analistas? Después de todo, ¿qué en este gremio no nos juntamos aquellos que por alguna u otra razón hemos sufrido? Hemos sido heridos, lastimados, abandonados, aquellos que hemos sentido a qué huele la locura, a qué sabe el terror, cómo se ve la muerte?, cómo se vive el infierno? Hasta aquí nada que nos diferencie de otros gremios, sólo que en el nuestro, como un acto valiente nos distinguimos porque no hemos cerrado nuestros ojos ante el dolor y hemos seguido sus huellas para intentar remendar lo que se pueda con ayuda de la luz que se enciende sobre nuestros divanes, aunque a veces nos dejamos los lentes obscuros puestos para sólo conformamos con el calor de esa luz. Con esa valentía (que a veces no está en su máximo apogeo) acompañamos a nuestros pacientes a seguir las huellas que nos llevan a sus fracturas, a sus trincheras, a las batallas perdidas que a veces se parecen tanto a las nuestras.

Por suerte los años van pasando y aún lejos de llegar a la mitad de este difícil camino sigo contando con el valioso apoyo de mi compañero de vida. Puedo voltear y con cariño y orgullo reconocer lo mucho que he hecho, que he aprendido y sobre todo los gratos lazos afectivos que me han acompañado en la ahora "soledad a medias" con la que mi Macondo se empieza a poblar entre fiestas, plagas, alquimistas, pero siempre y sobre todo con el calor, el afecto, la inteligencia, la paciencia de mi analista, mi supervisor, mis maestros y sobre todo el enorme apoyo y contención de *"mi pequeño gran grupo"*. Al parecer al final habré de cambiarle el nombre a este largo proceso de la formación.

Ya ni que decir del narcisismo herido al cada vez ir reconociendo lo mucho que falta de aprender, de ensayar, de dominar, con los pacientes. Ya ni qué comentar sobre el cambio que los pacientes han percibido en la manera de trabajar con ellos, pero sobre todo la profunda y dolorosa, pero también vital y creativa experiencia del propio análisis. En fin, son muchos cambios imprevistos los que van suscitándose en este largo proceso de formación.

Usemos estos foros para restarle soledad a este camino y para brindarnos compañía compartiendo nuestras experiencias en este largo proceso de convertirse en psicoanalista. Además, dado que nos dedicamos a entender y a escuchar a los demás, podríamos empezar por escucharnos, entendernos y atendernos a nosotros mismos.

Resumen

"Cienco" años de soledad, es el nombre que me inspira para compartir mis experiencias en este largo proceso de convertirse en psicoanalista. Así como Arcadio y Úrsula fundaron Macondo a través de sus hijos, los hijos de sus hijos, y gente que venía de afuera, la APM ha fundado su propio pueblo y nosotros también vamos fundando nuestros propios Macondos. Empezando por ser los hijos de nuestros analistas y por tener a nuestros propios hijos-pacientes.

Formarse como psicoanalistas es un largo proceso que implica años de esfuerzo, de soledad. Que a diferencia de otras profesiones implica involucrarse en cuerpo y alma al sufrimiento, al dolor propio y al de nuestros pacientes.

Es un proceso de soledad porque aunque todos tenemos una meta en común, los candidatos vivimos en circunstancias muy diferentes que nos hacen vivir de manera diferente este proceso, desde nuestros procesos internos, pero también desde lo exterior: la familia, la economía, nuestras posturas teóricas…

Empezar la formación nos confronta con preguntas importantes desde el ¿qué es el psicoanálisis?, ¿cómo se practica?, ¿cuáles son las metas? Y nos confronta con las diferentes posturas entre los mismos analistas. Además nos vamos topando con conceptos como "el estar bien analizado".

Se hace una invitación a todos los candidatos a poder usar estos foros para compartir las experiencias personales; para entendernos y atendernos porque sólo entre candidatos, y los que ya lo fueron, podemos entendernos mejor.

Palabras clave: formación, proceso, experiencia personal, candidatos

Summary

Five years of solitude, this is the name which inspires me to share my experiences in this long process of becoming a psychoanalyst. Just as Arcadio and Ursula founded Macondo through their children, their children's children, and outsiders; the Mexican Psychoanalytic Association (APM) has founded its own people and we also continue to found our own Macondos, starting with ourselves, as children of our own analysts, and our own children-patients.

The analyst formation is a long process, which implies years of effort and loneliness. In contrast to other professions, it implies getting involved with body and soul, and with the suffering of our patients, and our own.

It is a process of loneliness because, even though we have a common goal, we candidates live under very different circumstances, which make us live it in a very different manner, due to our own internal processes and external factors, such as the family, finances, our theoretical fundaments, among others.

When we begin our formation we are confronted with important questions, such as: What is psychoanalysis? How is it practiced? What are its goals? It confronts us also with different positions among psychoanalysts themselves. We also bump into concepts, such as "to be rightly analyzed."

All candidates are invited to use these forums in order to share personal experiences, understand each other, and take care of ourselves, because only amongst ourselves, and those who were candidates before us, can we understand each other better.

Key Words: formation, process, personal experience, candidates

Instrucciones para los autores

Cuadernos de psicoanálisis publica artículos originales previamente aprobados por el Consejo Editorial de esta revista, que deberán presentarse en original y copia, acompañados por un resumen en español y en inglés. Se usará la lengua española de acuerdo a las normas de la Real Academia de la Lengua, así como términos científicos y técnicos de aceptación general, uso común y base gramatical correcta.

El texto deberá estar escrito a máquina o en computadora (enviar original y medio electrónico, preferentemente trabajado en *Word* para *Windows 95/98* y guardado como Word Perfect 5.0 [*.doc]), impreso con impresora láser, a doble espacio (si es a máquina), en papel de 21,5 x 28 cm, en 28 líneas y con márgenes de 3 cm. La hoja frontal contendrá el título del trabajo (lo más conciso posible), nombre de los autores y créditos institucionales, así como nombre, dirección y teléfono del primer autor. El manuscrito deberá contener resumen en inglés y español, así como sus palabras clave (media cuartilla y no más de cinco palabras clave); y sus referencias bibliográficas.

Las **referencias bibliográficas** se ordenarán alfabéticamente y conforme a como están citadas en la revista *The International Journal of Psychoanalysis*, considerando que el apellido va antes que el nombre (abreviado) del autor, todo con mayúsculas, después irá el año seguido por un punto y el trabajo del autor, los editores en caso de que los haya, el país o ciudad seguido de dos puntos y la editorial. El título de la obra irá en *itálicas*.

Ejemplo para un libro:

DAVISON, D (1983). *Inquiries into Truth and Interpretation.* Oxford: Oxford University Press. (En caso de que sean varios los autores, se separarán por medio de una coma. En el caso de las revistas, el título de la obra irá en letra normal y el nombre de la revista irá en *itálicas.*)

Ejemplo para una revista:

BLEIBERG, E., FONOGY, P. & TARGET, M. (1997). Child psychoanalysis: Critical overview and proposed reconsideration. *Psychiatric Clinics of North America*, 6: 1-38. (en el caso de que se haga mención del capítulo de un libro, el capítulo irá en letra normal y el título irá en *itálicas.*)

Ejemplo para capítulo de un libro:

PFEFFER, C. R. (1991): Suicide and suicidality. En *Textbook of Child and Adolescent Psychiatry*, ed. J. M. Wiener. Washington: American Press, pp. 507-514.

Todas las locuciones latinas irán en *itálicas* y las abreviaciones serán las siguientes:

editor - ed.	volumen - vol.	páginas - pp.
editores - eds.	número - núm.	fascículo - fasc.
editorial - edit	página - p.	coordinador - coord.

Cuando el trabajo incluya cuadros o tablas, se numerarán progresivamente, por orden de aparición y deben ser originales.

Los artículos han de enviarse a la atención de los editores de Cuadernos de Psicoanálisis, Asociación Psicoanalítica Mexicana, A.C., Bosque de Caobas 67, Bosques de las Lomas 11700, México, D. F.

Todo el material es revisado por pares y, cuando es aceptado para su publicación en la revista, pasará a ser propiedad de ésta, por lo que la reproducción del texto o alguna de sus partes en otros medios requerirá autorización previa de los editores.

Made in the USA
Monee, IL
04 November 2026

67383633R00108